余　浩　熊广华　主编

任之堂

古中医学启蒙

全国百佳图书出版单位
中国中医药出版社
·北　京·

图书在版编目（CIP）数据

任之堂古中医学启蒙 / 余浩，熊广华主编 . -- 北京：
中国中医药出版社，2024.3

（任之堂悟道中医丛书）

ISBN 978-7-5132-8408-0

Ⅰ . ①任… Ⅱ . ①余… ②熊… Ⅲ . ①中医学—中国
—古代 Ⅳ . ① R2

中国国家版本馆 CIP 数据核字（2023）第 183103 号

中国中医药出版社出版

北京经济技术开发区科创十三街 31 号院二区 8 号楼

邮政编码　100176

传真　010-64405721

三河市同力彩印有限公司印刷

各地新华书店经销

开本 710×1000　1/16　印张 8.25　字数 104 千字

2024 年 3 月第 1 版　2024 年 3 月第 1 次印刷

书号　ISBN 978-7-5132-8408-0

定价　48.00 元

网址　www.cptcm.com

服 务 热 线　010-64405510

购 书 热 线　010-89535836

维 权 打 假　010-64405753

微信服务号　zgzyycbs

微商城网址　https://kdt.im/LIdUGr

官 方 微 博　http://e.weibo.com/cptcm

天猫旗舰店网址　https://zgzyycbs.tmall.com

如有印装质量问题请与本社出版部联系（010-64405510）

出版说明

学习中医不易，然而学好中医自有其关窍：一是熟读经典。读书百遍，其义自见。只有熟到将中医经典内化成自己的知识和思想，到临床时方能信手拈来，应用自如。二是早临床，多临床。只有通过临床实践才能体会中医如何认识疾病、如何治疗疾病、如何取效。三是多思考，多体悟。学习中医需要悟性。悟性为何？悟性是指对事物的感知力、思考力、洞察力，主要指对事物的理解能力和分析能力。悟性并非完全由先天禀赋所定，后天的培养也非常重要。怎样才能学好中医，开启学习中医的悟性？本套"任之堂悟道中医丛书"试图从经典、临床和思悟等几方面为大家打开思路，提供一点灵感和启迪。

余浩，网名任之堂主人，自幼随祖辈学医，后就读于湖北中医药大学（原湖北中医学院），毕业后扎根基层，访名师，参道学，将中国古典哲学融入中医理论之中，创立阴阳九针等新疗法，用于治疗各种疑难杂症，颇有心得。余浩在湖北十堰创立任之堂中医门诊部，每天坐诊看病，边临床，边带徒，教学相长，在多年的传统中医带教过程中，他和弟子将对中医的体悟、学习的收获记录成册，陆续出版了多本任之堂系列图书，受到广大读者的好评。此次我们选择其中的《任之堂医经心悟记——医门话头参究》《任之堂医理悟真记》《任之堂师徒问答录》《任之堂医案讲习录》《任之堂学药记——当民间中医遇到神农传人》《万病之源——任之堂解说不可不知的养生误区》六本著作进行修订再版，作为本套丛书的第一辑。

本套丛书的第二辑包括《任之堂临床中药心悟1》《任之堂临床中药心悟2》《任之堂古中医学启蒙》《任之堂道医脉法传真》《养生之本精气神——任之堂道医养生法》，此五本著作为首次出版，是任之堂主人余浩近年的最新力作。

希望本套丛书能够成为大家学习、体悟中医道路上的良师益友。

出版者

2024 年 1 月

序

谈医而不论道，则迷失方向，论道而不谈术，则流于空谈。唯有医与道相结合，才能更好地发挥中医疗效，解决各种疑难杂症，同时让人心回归于道！

中医的根在道家，历代中医大家均是道家修行之人，如孙思邈、陶弘景，都是道医的代表人物，道医兴，则中医兴！而古中医在流传中受各种流派思想的影响，已尽失其本色，迷失其方向。道医常常空有其名，而无其实。

在十堰市茅箭区道医协会成立之际，一群行医悟道之人，发愿整理道医文化，完善道医人才培养体系，培养更多真正的道医人才，让古中医的光照耀更多的人！

《任之堂古中医启蒙》这本书旨在为中医爱好者和中医学子建立一个古中医的世界观，这本书既是对古中医文化的一个整理，也是对道医文化的部分整理。奈何吾辈才疏学浅，有诸多思想难以借助文字来表达透彻，恳请各位医道朋友积极指正，共同复兴道医之大道，利国利民！

愿力大，困难多。

路虽远，行则将至；事虽难，做则必成。

余浩

2024 年 2 月

目 录

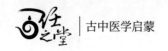

第八讲 ◈ 古中医的诊疗观

第九讲 ◈ 学好古中医的四大途径

第一讲

古中医的世界观

在古中医的世界观中，精气是宇宙的本原，宇宙是一个万物相通的有机整体。人作为宇宙万物之一，亦由精气构成。

一、精气的概念

精气是什么呢？它是充塞于天地之间的、运动不息的极精微物质，是化生天地万物的最基本粒子，其自身的运动，推动着宇宙万事万物的发展与变化。

在现代医学中，构成人体的基本单位是细胞，而从古中医来看，细胞是由精气构成的，它更接近本原。佛家讲要破相，即所有的有形之相，其背后都是由无形的能量转化而来的，故"色即是空，空即是色"；道家则认为，道能化生万物，天地万物均由道所演化，故"大道无形，生育天地，运行日月，长养万物"。所以佛家和道家都直接看到了世界的本原，一个是空，一个是道。

现代物理学家朱清时教授说："科学家千辛万苦爬到山顶时，佛学大师已经在此等候多时了。"佛是经过禅定后拥有大智慧的人，而科学则是一步步探索而慢慢成长的小孩。科学家认知的物质世界是从实体到能量，而佛所认知的世界——色即是空，空即是色，实体即能量，能量即实体。所以，从这个角度来看，古中医如同佛、道两家一般，站得很高，难以被超越。与现代医学相比，古中医把世界看得更透彻一些。不是中医不厉害，而是古中医太厉害。我们要有足够的文化自信、中医自信！

按理说，中医传承到现在，已有几千年的历史，应该要有所更新才对。但因为它是从源头入手，已经把世界看透了，所以理论上无须再更新，我们要做的就是回归到本原。要想回归到古中医的本原，只需要我们像修行人一样，如佛一般在禅定中去感受道的本体，感受内在的精气状态。成为一个好中医的过程，其实就是一个修行的过程，一个不断破相的过程。见相非相，即见如来，见症非症，即是古中医。把这个相给破了，心中无病名，眼中无症状，直接从精气这个本质层面下手，这时，我们才能真正地进入古中医的世界。可惜现在按照古中医思维来调理病人的医者少之又少，所以编者作此书，希望各位读者可以从古中医的角度来系统地认识中医。

二、精气的特性

古中医学的精气是构成天下万物的最基本的、最小的单位，其具有以下特性。

1. 物质能量双向性

精气是运动不息的极其精微的物质，其本质是物质性。因精气极其精微，肉眼不可见，故属形而上的范畴；其运动不息，故又具有恒动的能量性。现代量子力学认为，量子是最小的、不可再分割的单位，是一种最基本的粒子，这是针对物质层面而言；它又是一种波，具有波的特性，这是针对能量层面而言。量子的这种波粒二象性，与古中医精气的物质能量双向性是高度契合的。

2. 本原性

精气是构成宇宙和天地万物的本原。《庄子·知北游》云："通天下一气耳。"万物均由精气构成，只是聚散程度不一。当精气凝聚，密度越来越高，浓度越来越大时，就成为有形的状态；当它慢慢气化，不断弥散时，又会回归到无形的状态。所以道家说："万物，聚之为有，散之为无，有无相生。"佛家则认为："万物，聚则成形，散则为空。"所以我们要时常用这种观点去看这个世界，这世界是变化无常的，构成这个世界的基本单位就是精气，它聚则为有，是有形的，为色界；

它散则为无，是无形的，为空界。它就如同天上的云彩水汽，飘动不居，无形态，当它遇冷凝聚时，就会变为雨水、冰雹、雪花，化为有形的水降到地面，而当水被蒸腾气化时，则会以蒸汽的形式悄无踪影地跑到天上去。如果我们理解了"聚则为有，散则为无；聚则为色，散则为空"这样一个精气运动特点，就能萌生出很多治病的思路。比如肿瘤，聚则为有，散则为无，它其实就是一个聚和散的问题。肿瘤是个没有被气化、聚在一体的能量块，腹部包块是这样，身体多余的脂肪也是。道家的"道"不好描述，故老子以水喻道："上善若水，水善利万物而不争，故几于道。"老子认为水是直接几于道的，把古中医的精气当成水分子就好理解了。

有生命的植物，都会经历春生、夏长、秋收、冬藏的四季轮回。植物的外形变化显而易见，但我们更需要的是破这个相，其实就是看植物背后的精气是怎样聚散开阖的。春天、夏天，气往上生长，植物逐渐呈现枝繁叶茂的状态；秋天、冬天，气往下收藏，植物逐渐呈现叶落归根的状态，这背后都是精气使然。我们观察万象，更要体悟背后那个最核心的精气聚散之道：精气可以聚合成物质，转化成千姿百态的有形世界，也会转化为无形的气，回归它的本来面目。当它往本来面目回归的时候，需要一个振动的频率，就好比超声波碎结石，就是利用高频的震动将有形的结石粉碎。天地万物都是这样，如果你能掌握这个频率，就可以非常轻巧地解决很多问题。总之，这个物质世界以各种各样的形式存在，其形态不一，本原都是精气，万事万物万象之变化，都与精气相关。

3. 运动性

精气运动不息，流行不止，变化无穷，时刻在聚散离合。精气的运动是物质世界存在的基本形式，是万物变化的根源。中国古代的圣人，他们在静坐禅修时，能直指本心，看到本质，所以他们能感受到精气的运行模式，这是非常了不起的。为什么我们的《黄帝内经》几千年下来，一直没有被否定，没有被超越呢？因为它的认识是从本原入手的，已经是至高状态。我们学中医的时候，通过学《黄帝内经》中的古中医体系，就可以对精气有一个相对清晰的认识。我们现在都还没有领悟到佛陀的境界，没有领悟到老子的境界，所以我们对道和精气的理解还不是很具体，但中医典籍上对这些都有非常详细的记载。

精气的运动，古中医称为气机。《素问·六微旨大论》言："升降出入，无器不有。"天下万物都由气酝酿而成，气机运动的基本形式就是升降出入。站在地球上来讲，精气运动有升有降、有出有入，但如果站在宇宙高度来看，就是一个聚散，或者也可以称为开阖，聚合则成形，散开则成气。人是一个鲜活的有机整体，每时每刻都在进行更新变化，既有精气的释放，又有精气的补充，看似不变，其实只是一个相对稳定的模糊整体。当一个人修得很好的时候，容貌会因此而变得祥和，因为意识在操作体内精气的运行。所以，护善念、存好心、说好话、做好事、行中道，能让生命得到更好的滋养。

气运动产生的各种变化，古中医称为气化。如摄入的饮食，需要经过中焦脾胃之气的气化，才能转化为人体可吸收利用的水谷精微之气。一切生命活动都是气化的结果，气化息则生命止。

4. 中介性、感应性

精气是天地万事万物之间相互感应、相互联系、传递信息的中介。比如乐器共振共鸣、磁石吸铁、日月吸引海水形成潮汐、动物对环境改变的及早感知、人与人之间的相互吸引等，这些都是通过精气这个中介在发生作用，都是精气在相互传递、相互感应。万物均由精气构成，又通过精气发生联系，同源同构、同气相应、同气相感、同频共振，最终达到万物一体的状态。

5. 可分性、融合性

气分为很多层面，精气和气是不一样的。构成宇宙的本原是精气（可简单理解为最精微的气），它是最精微层面的，是不可分的，不能再细分下去。但由精气聚合构成的每一个生命个体，它体内的气则是相对粗浅的，具有可分性和融合性。例如就人体而言，构成生命活动的原动力叫元气（跟外界的宇宙精气是相通的），婴儿出生后啼哭，肺腔打开，于是胸部就有了宗气，吸吮乳汁入胃，并慢慢灌注血脉，就有了营气，体表开始防御外邪则布有卫气，这些气进入五脏六腑又成为肺气、肾气、肝气、脾气等。人是一个整体，这些气合起来，统称为人身之气，只是其分布部位不一、功用不同，各具别名罢了。可分性是气的外在表现，融合性是其内在本质。人身不同的气，回归到根子上，还是元气推动一切，当元气消耗太过的时候，后面所有的五脏六腑之气、营卫之气都是不足的。

精气就像宇宙大树的根及主干，万象万物则是其化生出来的诸多枝叶。枝叶层面的称为"末"，或名之曰"众相"；靠近干和根的层面则称为"本"，或名之曰"如来"。从树根到树干再到枝叶，其实都是由一股精气贯通的。有了这个基本认识，再落实到人体这棵生命大树，下焦元气是根、是本，这一气再分阴阳、三焦、五脏六腑，最后再分四肢百骸。元气分散出去，不管分到哪个层面，我们都要始终不忘那个本原之气，这样才有整体观，才不至于迷失在万象中。智者察同眼不迷，背后推手为目的，这个背后的推手就是人体的元气，就是宇宙的那股本原精气，正如《灵枢·九针十二原》所言："知其要者，一言而终；不知其要，流散无穷！"

三、培补精气要清净

生命大树的根至关重要，无论养生还是治病，都需要把根培补好。

如何培本养根呢？首要是清静。人只有清静，宇宙的精气才会进入体内，《清静经》有言："人能常清静，天地悉皆归。"在虚空之中，无处不是这种维持生命根本的气。只要真正静下来，自然就能接收到生命中最根本的气，想要具备众多高能，打开智慧，只需要静下来就可以了。然而事实上，大多数人在生活工作中，不仅没有培补这种根本上的气，反而在不停地消耗它。因为欲望牵绊，因为情绪困扰，因为妄想执著，干扰了其清静的本性，使其无法接收到更高维的宇宙能量。

所以在清醒的时候，要努力做到"致虚极，守静笃"。致到极致就是笃，虚到极致就是静。那什么叫虚呢？《道德经》言："虚其心，实其腹，弱其志，强其骨。"虚就是指"虚其心"，内心所有的念头、想法、包袱、怨气都没有了，把内心腾空，放下一切，包括引以为豪的知识和技能。虚就是心要放空，虚其心，把心放空到极致，就像杯子一样，倒空了才能放进去东西。那什么叫静呢？《道德经》曰："归根曰静。"当这个气往下走，气沉丹田归根的时候，整个身心就静下来了。当"致虚极，守静笃"做好之后，生命个体才能得到宇宙能量的灌注、长养和加持。

《庄子》有一个典故，说鱼儿游在水里而不知"水"。同理，大多数人活在道中却不知"道"，活在精气的世界却不知"精气"。习以为常，反而不见；道不远人，人自远之！只需要致虚极，守静笃，就能得到宇宙中的精气，就能长养生命的根本，毕竟整个生命体就是由精气构成的。当做到了虚极、静笃，体内的元神就会当家，会重新调整精气之分配，让身体迅速修复。所以，要经常静坐、禅修，以致虚极。磨刀不误砍柴工，事半功倍的奥秘就在其中。

四、从形究气，察象辨气

《医宗金鉴》中有一句话："从形究气曰阴阳，即气观理曰太极。"从有形的肉体去探究背后无形的气，这就是核心的方法。比如患者胃胀，不要首先想这是胃炎，而应该怎么想呢？它就是胃气郁滞而已；又比如患者干活时总气短，肺功能不好，将其理解为肺气虚、胸中的宗气不足；患者腰疼，不要想腰椎间盘突出，而要想到可能为肾气不足，精血亏虚，这样去考虑问题。即要从有形的肉体进一步去探究背后无形的气。虽然刚开始会谈胃气郁滞，谈肺气虚，谈肾气不足，但慢慢都会归到一气去。就如同一棵树，从树叶慢慢往回收到小树枝，再收到树权，再到树干，不可能一下从树叶收到树干。毕竟很多人的这种思维模式很难建立起来，很难从树叶一下归到树干，往往需要从树叶收到小树枝，再到大树枝，再到树权，最后收到树干。所以从形究气的时候，刚开始可能就是究结这个五脏之气，然后逐渐归到三焦之气的分布，再聚到阴阳二气的运转，最后归于一气之开阖。这就是万物从五到三到二到一的过程，是一个倒着走的过程，更是一个归根的过程。

从形究气，落实到临床时，就要察象辨气。如看到树叶变绿了、发嫩芽了，悟到树的精气在往上输布，就能意识到春天来了；看到树叶长得很肥大，精气很旺盛，是夏天到了；看到树叶枯黄，是精气往回收，进入秋天了；看到树叶落了，是气到根部去了，就是到冬天了。通过看树叶四季变化之外象从而感悟到大树精气的升降出入。

人体的病象如头痛、腰痛、鼻塞、耳鸣、胃胀等，就如同树叶，反映了体内的五脏六腑之气、三焦之气、阴阳二气、元气之状态。学习古中医，就要学习从形究气、察象辨气，用古中医的世界观——"气学"的观点去看待身边的一切。时刻以这种思维模式去看，最终"见相非相，即见如来"，这时就已经把这个相破了，直接看到里面更深的东西去了，这就是直指本心，深入内核。这是一个修炼的过程，一个思维模式转变的过程。一个人头痛，原因不论是血管狭窄，还是神经压迫，是瘀血还是肿瘤，都要去看身体内部那股气的状态。

当有了这种思维模式，我们的思想就同佛家、道家相通相应了。慢慢地，再看佛家的书、道家的书，就能深入感受他们的智慧。佛陀和老子，他们的思想需要探究和学习。当真的通过中医去感知精气与万物后，就知道其实老子和释迦牟尼跟我们是同路人、同道人，他们也是我们的老师，一直在教导、引领我们。

其实，要学好古中医说难也难，说不难也不难。难在哪里？难在现代社会节奏太快，人心浮躁，都在看树的枝叶，没有回归到树的本原——树根上去。所以只要静下心来，向树根这个本原靠近，人心放空，就能看到世界的本原，这个时候，可能中医就真的回归了。

道医就是回到精气学说的指导思想上来看病的，如果医者的智慧真的达到这个层面，以之去治病，就会产生很神奇的效果。和大家讲个小故事：一位60多岁的老者来找我，他不是来看病的，而是来跟我聊天的，他说一定要学古中医，要用古中医方法治病。他说他年轻时当兵，当时有一次上臂粉碎性骨折，然后找西医看，要用钢钉固定很久才能好，他嫌太慢了，于是找他的战友，战友的父亲搞点草药敷一敷，小夹板儿固定，很快就愈合了。这位老爷子，60多岁，从很远的地方专门过来找我，就跟我讲这些话，他不是为了骗我吧？这个案例背后的原理怎么理解呢？从古中医思维角度来看，骨头也是由精气构成的，骨折了之后，用精气来修复就好了。如果医者明白精气是怎么样转变成骨头的，那修复就很好办了。这个修复变化的过程，就是妙手回春，重塑阴阳，再造五行。当医者真的按照古中医思维修行领悟到那一步之时，妙手回春就在眼前。

古人创立的精气学说，有助于我们重新去认识这个神秘而未知的世界。《心经》云："色即是空，空即是色。"从现代物理学层面看，有形的身体，在精微层面观察，就是能量（精气）的聚合。所以，古中医的精气学说，将佛家的色和空、道家的有和无，它们之间的一体性，完美地阐释了出来。

学好古中医，有助于我们更好地修行悟道！

五、从神、气的角度看问题

既然天地万物都是由精气构成的，那么千姿百态的世界又该如何解释呢？取象思考一下：大家都包过饺子吧，一袋面粉和成一团面，然后请五个人包饺子，同样的原料，不同人包出的饺子却形态各异，为什么呢？天下万物都是由精气构成的，那为什么精气构成的万物各不一样呢？这是因为，万物背后都有一个对应，即灵魂或意识的指导。因意识的投射不一样，才使得精气聚合的象不一。

城市的高楼大厦都是由精气构成的，那为什么高楼大厦各不相同呢？因为设计师不一样。是心（意识）创造了这个世界，心（意识）让精气变成这样，或变成那样。心主神明，肉体变化的样子跟元神有关系，因为有心意识的参与，所以这个精气就很可爱了，其聚合才能变得有序化。倘若精气没有这个意识的参与，没有元神的加持，那么它就是一盘散沙，以能量的形式存在于虚空中，无法转化为有形世界的万物。我们每次在中医村山上讲课，都会引导学生去看远山的植被，成千上万的植物，为什么其形态各异？因为所有植物都有其生命之气。

这个世界与心有关，与灵魂有关，与意识有关，精气这种能量加上心意识的参与，就构成了丰富多彩的世界。同理，在心意识的支配下，人体内之气呈现不同的运行和聚合状态，从而产生了症状各异的疾病。你这颗心带动情绪，出现怒喜思悲恐，情绪又带着气，喜则气缓，怒则气上，思则气结，悲则气消，恐则气下……从而导致了病症的出现。所以一切唯心造，病亦是如此。

精气是没有意识的，它之所以能聚合，是因为神，就是体内那个意识、那个元神。精气是因为神而聚在一块的，才构成了相对的形状，当神尽之后，自然尘归尘、土归土，它的形状就弥漫开来，所以说缘尽则散。因人心不一，缘有善恶之分，意识带着情绪操控精气在体内运行，有时候舒服，有时候难受，所以人会得病。

上工调神、中工调气、下工调形。当神安宁、气归根曰静的时候，体内清浊自分。如果不能归根，体内的气就是混浊的、浮躁的，如痰浊往上涌就会导致胃胀、口气重、胸闷、头晕等，其实只要心放空，意识守下面，心肾相交，元气归于根，人体就能清浊自分，气从以顺，各从其欲，皆得所愿。所以古中医的核心是所有的"形"都是"神"（心意识）与"气"（精气）共同作用的结果，从神和气的层面去认识与把握人体生命，这才是根本。

每个人首先要去修这颗心，只有把心安顿好，自己才能健康，谁修谁有福报，谁修谁有功德。从神、从精气的层面去感知疾病、谈养生、话健康，才有真正的意义。

六、智者察同，愚者求异

知其要者，一言而终；不知其要，流散无穷。领悟这些核心之后，就能得出这句结论：人与宇宙相通，全部都是由精气构成的。推动人生命运转的原始动力，叫元气，其与宇宙精气相通，这是人之本。它在后天的滋养培补下慢慢壮大，然后有营气、宗气、卫气参与进来，然后有五脏之气……因为人是由精气构成的，有心意识的参与，心意识参与之后，它就是个缘。一定要珍惜这个缘，用平常心、出离心、清静心、感恩心去珍惜这个缘，然后让自己活得更舒服些，同时因为自己活得舒服，所以可以感染身边的人，让他们也活得更舒服些。

智者察同眼不迷，背后推手为目的。古中医学是站在神、气的角度看问题的，将一切都归于简单，至道不繁！如果想证到释迦牟尼的境界，证到老子的境界，抵达他们的思想高度，就要更加重视自己内心世界的修行！

第二讲

古中医的方法论1——阴阳思维

《医宗金鉴》上有这么一首诗：

> 无极太虚气中理，太极太虚理中气。
>
> 乘气动静生阴阳，阴阳之分为天地。
>
> 未有宇宙气生形，已有宇宙形寓气。
>
> 从形究气曰阴阳，即气观理曰太极。

上一讲主要分享了古中医的精气学说，构成这个宇宙的本原是精气，那么精气又是如何转变成有形的世界、转换成人，又应该如何运用精气学说来指导生活和临床呢？这就需要我们把这个过程稍微捋一下。

精气，聚则成形，散则成气，是一个比较粗浅的表述，其聚的过程也分几步。最开始的状态是无极，即道的状态，无极状态的精气慢慢聚的时候，就形成一个混沌的状态，这个混沌的状态就是太极，所以"无极太虚气中理，太极太虚理中气。乘气动静生阴阳，阴阳之分为天地"，当混沌之气（太极）开始积阳为天、积阴为地的时候，也就是分层的时候，就会出现阴阳。"未有宇宙气生形"，这个宇宙就是有形的世界，由气转化而成的有形世界，"已有宇宙形寓气"，这个有形的世界形成之后，它背后由气支撑着，就像鲜活的肉体，都是气在背后操控着。进一步用道家的话讲，就是"万物负阴而抱阳，冲气以为和"。可以看到的有形肉体，其背后是气，负阴而抱阳。"从形究气曰阴阳"，形和气就是阴阳，有形的就是阴，无形的就是阳，从有形的肉体谈背后的无形之气，这就是大阴阳。"即气观理曰太极"，从气的角度去研究气之运行规律就是太极的模式。

通过这首诗可以知道，通常所说的阴阳其实不是真正的阴阳，真正的阴阳是什么呢？一个是有形的世界、看得见的肉体，一个是其背后支撑的无形之精气能量，这两个版块是大阴阳。医者在看病的时候，要琢磨这个大阴阳，大阴阳背后无形的气这一版块，与能量振动频率有关，当它频率低的时候，就会向有形的阴转化，当它频率高的时候，就会继续向无形的更高层面的气转化。有形的肉体亦是如此，当它的振动频率增加的时候，它会向气转化，会气化，当它的振动频率降低的时候，它就会向形转化，成为阴实证。把这个大的阴阳搞明白之后，再来看肉体和整个有形世界，这些细分下去，就如同树一样，长了主干之后分了两根叉，一阴一阳。

一、什么是阴阳

医者要知阴阳，晓五行，明阴阳之道，悟五行之理，用阴阳五行思维，观天地万物，通生命之学。

首先来深入认识阴阳。我们要知道大阴阳，要知道阴中之阴阳、阳中之阴阳是怎么转化的。说得稍微简单一点就是聚则成形，散则成气。例如，把手看成精气的话，这个手聚起来变成一个拳头，它的象改变了，刚开始是一个手的形状，现在是一个拳头，虽然变成了一个拳头，精气还在不在呢？精气还在。刚开始以手的形式存在，最后变成了拳头，只是象发生了变化，其本质没有变化。无形的成阳，有形的成阴，这就是相互转化的问题，称为能量的开阖与转化。

阴阳是中国古代哲学智慧的一对重要范畴，是古人认识世界和解释世界的核心方法论。阴阳思维被广泛应用于各个领域，如易经、道德经、兵法、武学、风水、相术、医学等。阴阳思维是中医学的根本思维，《黄帝内经》云："自古通天者，生之本，本于阴阳。""阴平阳秘，精神乃治，阴阳离决，精气乃绝。""谨察阴阳所在而调之，以平为期。""微妙在脉，不可不察。察之有纪，从阴阳始。"不论是从天地角度考虑，还是从人生命活动的角度考虑，或是从调病角度或脉学角度考虑，其实都是在察阴阳。所以，学习古中医，学习传统文化，必须把阴阳真正理解透彻！

先来介绍阴阳的原始本意。"阴"，古为"陰"，左边表示山（小山丘）；右上的"今"通"吟"，意为鸟儿鸣叫；右下为"云"，云遮住太阳，示阴天也。《说文解字》曰："阴，暗也，水之南、山之北也。"《说文系传》曰："山北水南，日所不及。"山的北面及河之南面一般背阳，故古人言山北水南为阴，山南水北为阳。如地名衡阳，位于衡山之南；如地名淮阴，位于淮河之南。所以阴之本义：背日为阴（太阳照不到的地方为阴）。"阳"字左边的耳朵旁仍表示小山丘，右边表示太阳。《说文解字》曰："阳，高明也。"《说文解字义证》："高明也，对阴言也。"所以阳的本义：向日为阳（太阳能照到的地方为阳）。

总结而言，阴阳之本义，表示日光的向背，向日为阳，背日为阴，这是古人一个非常直观的认识。向日则温暖，背日则寒凉，所以阴阳首先与寒热联系在一起，阳的基本属性是热，阴的基本属性是寒，这是阴阳的基本引申义之一，《黄帝内经》云："水火者，阴阳之征兆也。"寒热者，阴阳之象也。阳光照到的地方，是明亮的，精气受热而膨胀，向上、向外运动，动能增加；阳光照不到的地方，是晦暗的，精气因冷而收缩，向下、向内运动，动能减少。所以，明亮的属阳，晦暗的属阴，动的属阳，静的属阴，向上、向外为阳，向下、向内为阴，这就是阴阳的进一步引申义。

二、万物皆分阴阳

根据阴阳的本义和引申义，古人逐渐把天地万物归纳为阴阳两大类，如天为阳，地为阴，日为阳，月为阴，昼为阳，夜为阴，男为阳，女为阴，气为阳，血为阴……这样引申归类，对养生治病意义很大，比如阳气不足之人，需要扶阳，而天、昼、火、动、气都属于阳类，可以在白天晒晒太阳、做做运动、烤烤火。

通过不断地引申归类，古人把自然界能感知到的所有事物或现象都划分为阴与阳两个方面，道生一，一生二，二就是分阴阳。此时的阴阳不再特指日光的向背，而是变成了一个概括世界上具有相对属性的事物或现象的抽象概念。比如现代医学上，我们可以认为红细胞属阴、白细胞属阳。白细胞具有抵抗力，抗击外邪，属性似阳；而红细胞附载氧气，起营养作用，属性似阴。解剖也可以分阴阳，如动脉血管向外发散出去的属阳，静脉血管向内收敛回来的属阴。分阴阳之后，医者治病用药上就可以去调阴阳，如动脉血管的问题要扶阳，让气机开出去；静脉血管的问题要济阴，让气机阖回来。

此时的阴阳，已经上升到一种哲学思维的高度，这就是阴阳二分法。太极生二仪，二仪生四象，四象生八卦，八八六十四卦，这叫二分法，此外还有三分法、四分法等，都只是开阖的过程分为几步的问题。如从二的角度看，开就是阳，阖就是阴。开的过程分成两步，生和长，阖的过程分成两步，收和藏，这就是四分法，如春夏秋冬四时是四分法，而春夏属阳，秋冬属阴，这又回归到二分法。

植物药材很有意思，往上长，一茎分成二叶，再往上长，再分二，这一权再分二，有些药材却不是如此，如泽漆，又名五朵云，泽漆一茎直上为一，往上分为三枝，分三枝之后，每一茎再分五枝，开五朵花，一、三、五全是阳数；又如重楼，一枝长七叶，又叫灯台七，还有九枝，还有十一枝，全是奇数，这就是自然界的数学模型。回到人体，为什么是二分法为主呢？细胞受精结合之后，一分为二，二分为四，人体的生命活动，从最初细胞长成的时候，就是二分法裂变的。我们人体生命，通过调阴阳，就可以解决很多问题。但是这个世界是多姿多彩的，除了二分法，还有三分法、五分法、七分法、九分法等，大家可以去观察自然界的现象，尤其是植物这一块很有意思。

阴阳转化，理在其中。我们人体是二分法，左右是对称的。你看人有两个耳朵，两只眼睛，两个鼻孔，嘴巴也是左右对称的，两个乳房，两只手，两只脚……这全是对称，这就是阴阳二分法。人的手指数是五，每只手都长了五个指头，也蕴含着宇宙的数学模型在里面，这里面还有很深的研究空间。

要探究宇宙模型就必须站在"一"这个高度去看，因为你不知道这个事物是二分法好，还是五分法好，还是七分法好。所谓"天得一以清，地得一以宁，谷得一以盈，侯王得一以为天下正"。从"一"的角度来看是永远不会错的，如果从二三五角度来思考，可能会有所偏颇。

人是阴阳二分法的产物，通过对天地、日月、水火、寒热、动静等阴阳类属的理解，可以很好地指导养生和治病。阴阳的基本定义：宇宙中相互关联的事物或现象及其双方属性的概括，含有对立、统一之意，既可表示一事物内部相互对立的两个方面，又可表示相互对立的两种事物或现象。如对应人体而言，它可以指大的阴阳，即我们这个看得见的有形肉体与背后看不见的无形之气这两大对立面。这个并非绝对对立，而是相互转化、相互影响，阴向阳转化，阳也要向阴转化，通过转化而维持一种生生不息之态的现象。

阳主动而阴主静，阳是流动的，阴是相对静止的，所以从大阴阳的角度来说，身体内无形的气是流动的，而有形的肉体是相对静止的，比如说，把人体左右、上下分阴阳，无论怎么分，头和脚的位置都是相对固定的，左手和右手也是相对固定的，不会左手一会儿跑到右边、右手一会儿跑到左边，所以在人体而言，气为阳，形（肉体）属阴。

我们平时谈到的阴阳，很多是指肉体的阴阳，即阴中之阴阳，不是大阴阳，但是在谈阴阳之时，首先要回归到大阴阳，其次再去谈阳中之阴阳，阴中之阴阳。阴阳作为哲学名词，是一个抽象的概念，只有在具体运用时，才会有对应物。

阴阳是站在哲学的高度的，而哲学是所有科学中的基础。要想把古中医学好，必须要懂哲学。把阴阳上升到哲学高度，不仅可以指导医学，更能指导生活的方方面面。比如灯泡的线路，有火线和零线，那么火线属阳，零线属阴；厕所里的马桶，那上水就属阳，下水就属阴；一个村落，有进口也有出口，也要分阴阳，如果只有进没有出，那么这个村落就是一团死气；一个房间，得有门，更得有窗，这样才能形成对流，有门无窗的房子，住在里面是很不舒服的；在马路上，一边的车子靠左边开过去，另一边的车子靠右边开过来，相互对着开，也是分阴阳的。万物负阴而抱阳，无处不是阴阳，孤阴不生，独阳不长，阴阳相互转化，这个气才能活，才会灵动起来。

三、阴阳的本质

关于阴阳的本质探讨：按照现代科学的认识，阳的属性是热，热实际上是物质燃烧转化成能量释放的过程。如太阳光给地球带来温暖，家里取暖烧菜，人体维持37℃左右的恒温……在燃烧过程中，热能表现为气态无形的特点，中医学称为"阳化气"，所以，阳的本质指有形物质转化为无形气态，伴随着热能的产生与释放；阴的本质指无形气态转化为有形物质，伴随着热能的吸收和储存。

"阳化气，阴成形"，这是理解阴阳作用的关键六字。能够促进有形物质向气转化的，就是阳类；能够促进无形气态向有形物质转化的，就属阴类。这个关系非常重要，假如一个人现在有点抑郁，能让他高兴的就属阳，能使他抑郁加重的就属阴。抑郁之后闷闷不乐，心情不好，特别消极，气的振动频率比较低，人也懒，不想动，整体处于一个特别阴的状态，能让他心情愉悦的、振动频率提升的，则都属阳，比如晒晒太阳、做做艾灸、跑跑步、唱唱红歌等。法有万千，理为第一，所有能让人体气化加强的，都属于阳类；所有能让人体气化减弱的，都属于阴类。

如果一个人头脑很亢奋，静不下来，那么点一炷沉香，其香味释放，人体慢慢吸收之后，就能渐渐宁静下来，这就是阴性的气场。古人修行的时候，为什么选择住在山洞里呢？因为山洞之气收敛，冬暖夏凉，四季恒温，人进入山洞，气自然就收进来，心很容易就静下来了，所以山洞属阴。相对而言，山顶则属阳。抑郁症患者多爬山，往山顶上爬，出点汗，心情就会好起来；狂躁症的患者去山洞，在里面打打坐，其状态也会好很多。明白这个阴阳之道后，医者在治病之时就有太多的方法可选择。

总而言之，"阳化气，阴成形"，阳性能量可以促进物质向气转化，阴性能量可以促进气向形转化。比如胖人想减肥，就要多运动，通过动来生阳，促进人体化气；瘦人想变胖，就要多睡觉，通过静来生阴，促进人体成形。

阴阳的实质，探讨的是有与无的转化、能量的释放与储存。阴阳反映的是生命最本质的问题，即能量的利用与转换。生命活动无非是能量的利用，而阴阳理论就是表述这一动态过程的。精气是宇宙的本原，世间的能量皆由精气构成。阴阳思维有助于去认识精气的运行与转化规律。

对医者而言，在心意识的支配下，借助双手可以去操控阴阳的转化。比如春夏温度升高，自然界气化加强，阳气偏盛；秋冬气温降低，自然界阳气内收，阴气偏盛。当一个阳气不足的人来看病，正好赶上春夏天，那么利用自然界的阳气就可以来治病。假如患者头痛，号脉发现其双寸不足，当进入春天的时候，阳气上升，其头痛自然就会好转，就算不治疗也会好转；但如果患者是肝阳上亢导致的头痛，在春天就诊时，他的病就很容易加重，若是秋天来就诊，大自然会把他的气收回去，那么他的病自然就好得快。

所以，当明白温度影响气的升降开阖这个道理、懂得无形精气和有形物质之间转化规律的时候，医者就对疾病的治疗及预后有了更清晰的认识，甚至可以去创造一个疗愈场，也就是一个阳的环境或一个阴的环境，使之成为具有疗愈作用的能量场。比方说现在来了二十位患者，都是静不下来的，这时候让他们坐在一块，一起听听轻松舒缓的音乐，喝杯淡淡的清茶，品一炷香。香点燃，音乐一放，茶一喝，再打打坐，自然而然，所有人的气都往内收内阖，就相当于一下子把二十个人的病都治了；如果刚好碰到二十个患者都是偏抑郁的，有的得了癌症，有的得了心脏病，有的得了胃病……大家因长期治不好，比较消沉，心情很低落，这时候带着他们一起做做拍打操，去户外干干活儿，就会发现所有患者的情绪都在转化，他们的病就好得快。所以我们的思维意识探寻到阴阳的本质之后，就可以去借用周围的环境，人为创造能量场去调配和改变阴阳的状态，从而影响场域里的所有人。

四、阴阳思维的运用

阴阳思维的具体运用体现在很多方面，阴阳消长有日节律和年节律，生活中，起居作息与养生应当法于阴阳，日出而作，日落而息，春夏养阳，秋冬养阴。居住空间的选择与布置，也涉及阴阳。

古中医涉及青龙、白虎、朱雀、玄武，什么意思呢？每年二月初二为龙抬头，龙抬头其实是有深意的。我们头顶天空黄道二十八个星宿，东边星宿组成青龙的形状，在农历的二月初二这一天，可以看到东方苍龙的头形抬起，龙抬头是天空星象的转变。中国是农业大国，青龙抬头代表春天的来临，喻示春耕播种的时刻。青龙代表春生之气，朱雀代表夏长之气，白虎代表秋收之气，玄武代表冬藏之气，这就是四象。

无形精气与有形物质的相互转化，是开阖。开就是向气转化，阖就是向形转化。开的时候就是春天的青龙之象，开到旺盛之时就是夏天的朱雀之象，阖的时候就是秋天的白虎之象，阖到极致就是冬天的玄武之象，这是四象的变化过程。

环境与房子有什么关系呢？左青龙右白虎前朱雀后玄武，左青龙代表春天，春天带着生发之气，往上长；右白虎代表秋天，秋天应禀收敛之气，往下收。我们住的房子，在方位上应该左边高一点而右边低一点。因为人体的气有左升右降的规律，我们居住的房子这个能量场如果左青龙高而右白虎低，身体可以得到地气的加持，得到这个场域的滋养。反之，则容易导致人体肝郁，左边的气升不上去，右边的气降不下来。宁可青龙高万丈，不可白虎强出头。古中医没有讲左升右降，没有讲开阖，讲的是四象——青龙、白虎、朱雀、玄武。青龙、朱雀代表升和开，白虎、玄武代表收和藏，这就是开阖，只是说法不一样。

中医号脉的时候，左手关脉代表青龙，青龙主升，对应肝胆和督脉，督脉就像龙一样；右手关脉代表白虎，白虎主降，对应阳明之气；双寸代表朱雀，朱雀主开，对应上焦心肺之气；双尺代表玄武，玄武主阖，对应下焦肾气。所以居住的环境会影响我们的脉象，环境不好会影响我们的身心健康。

从运动角度来讲，动属阳，静属阴，阴阳是相互转化的。比如跳高，先蹲下来，再跳起来，会跳得更高；比如打拳，先收回来，再打出拳，会更有力量。蹲下去、收回来属阴，跳起来、打出去属阳，欲阳而先阴，如果把它上升到治病的高度，则为"阴中求阳，阳中求阴"。

从医学角度来讲，《素问·生气通天论》云："阴平阳秘，精神乃治。"什么叫阴平？阴平者，以平为期。阴指的是有形的肉体，既不能太胖，也不能太瘦，要适中。什么叫阳秘？阳秘者，指阳气要固秘，阳气不能外泄。因为阳气主动，阳气泄的时候，人就不行了，所以阳气必须要被阴包裹，负阴而抱阳，阳气被包裹在里面，不能泄，一泄就麻烦了。如果一个人稍微动一下就大汗淋漓，说明阳气不固密。

"阴在内，阳之守也"，因为有阴在内，阳气才能被固守住；"阳在外，阴之使也"，阳气在外是阴气功能的体现。如果没有阴，就没法化阳，阳气无法到体表去固护身体。举个例子，很多患者感冒之后发烧一直退不下来，用发汗法，出完汗烧退了，但是过一会又烧起来了，为什么呢？因为汗出不通畅、不彻底，这时宜用补阴发汗之法。曾经有一个患者，外感后，发烧一周退不下来，诊其脉细而左尺不足，治疗时，我在麻黄汤的基础上加了40克熟地黄，有这个阴打基础之后，阳气的气化就会强一些、顺畅一些，就容易通过汗法把病邪带出去，治疗后烧马上就退下去了。此外，针对阳气不固而虚火上浮的状态，也需要通过补阴把阳气收回来。比如针对反复性的咽喉肿痛，发作时，用引火汤，虚火就容易收下去，效果很好。所以，"阴在内，阳之守也；阳在外，阴之使也"，把这个阴阳关系弄明白，就能很好地指导治病。

病理上，阳胜则阴病，阴盛则阳病。有些人，长期吹空调、喝冷饮、吃寒凉水果等，摄入大量的阴性食物，使身体处于阴性环境下，阴气偏盛时，就会损伤人体阳气，而致阳气不足，气化减弱；又如周围环境比较燥，心情也比较躁，吃的食物也比较燥，喝的又是白酒，还不好好睡觉，运动又多，阳气偏盛，就会损伤人体的阴性物质。

为什么现在很多人阴虚呢？因为长期熬夜睡得晚，长时间用眼，思虑又多，加之周围的大环境很浮躁，比如灯光、噪音等，这些都属阳，都会伤及人体的阴性物质。所以临床看病时，要把自己这个小阴阳放到天地之大阴阳中去思考。

"阴阳离决，精气乃绝"，当人体阴阳分离的时候，病情就会很重。举个例子，有个患者找我看病，患者肾虚严重，家里最近出了些事，古人说齿摇不奔丧，什么叫齿摇不奔丧呢？牙齿松了摇摇晃晃的，不可奔丧，因为家里死人奔丧的时候，需要守夜，而熬夜更加伤肾。这位患者经常腰疼，心静不下来，在他母亲去世的时候，他守灵守了三夜，身体的阴伤得更厉害，整个虚阳往外越，到什么程度呢，想睡又睡不着，极度亢奋，阴阳欲离决而命悬一线！虽然看起来他是个活人，但他自己知道快受不住了，自己那个弦都快绷断了。

有很多高考或考研的学生，因长期熬夜看书，消耗肾精，阴分消耗太过，阳气很亢奋，阴阳处于一个快要分离的状态。现在经常看到一些报道，有些年轻人，毫无征兆就猝死了，因为身体透支严重，阴阳离决。如果这个时候，阳气往里收一下，阴阳相互转换一下，就会好些。那怎么转换呢？待在温度稍微低一点的安静环境，闭上眼睛，好好休息一下。如果在阴阳将要离决时，再去一个躁扰的环境，比如外面在敲锣打鼓、唱歌，在这种很躁的环境下，人一定会疯。

五、阴阳的普遍性

阴阳无处不在，当我们明白体内气机会随时受外在因素的干扰时，就一定要养好自己的中焦脾胃。如果脾胃虚弱，中气不足，人就会像河里的芦苇、墙边的小草一样，微风一吹就左摇右摆。身体弱的人，进入阳性的环境，就随之亢奋起来；进入阴性的环境，就被带着消沉下去。在临床中，有一些患者很容易受外在环境的干扰，情绪起伏大，一会儿高兴，一会儿又低落，这类患者都需要调中气，只要把中气调好，能固守中土，那他以后遇到外在变化时，情绪虽有波动，但也在可承受范围内。

如果想用阴阳来理解这个世界的话，我们可以去看看天、看看地、看看植物、看看花花草草，可以尝试借用颜色来治病、借用音乐来治病、借用温度来治病、借用噪音来治病、借用霓虹灯来治病、借助白天黑夜来治病、借助四季更替来治病……这一切都可以治病，因为它们都有阴阳属性。真把阴阳理解透了，那么治病和养生之法就能信手拈来。

我曾治疗一个案例，一位胃部受寒的患者，表现为胃痛不适，舌苔水滑，在医院诊断为胃炎，吃了药也不缓解，其实这种病做艾灸的效果就很好，但当时诊所还很小，没有艾灸这个项目，诊所内患者也很多，来不及处理。诊所对面河边上有栏杆，栏杆被太阳晒得很烫，于是我让他过去把中脘穴附近贴在栏杆上，烫一烫，烫十来分钟再过来找我。一会儿患者回来诊所说："医生，我的病好了！舒服了！"

还有一个案例，一位患者夏天在家里睡觉，没穿衣服，开着空调，空调的冷风吹在肚皮上凉飕飕的，很舒服，吹了一夜，患者第二天早上起来肚子胀，喝水胀得难受，去医院检查也查不出问题，然后找到我，我用手摸患处，皮肤冰凉，皮肤下的脂肪属中医"三焦"范畴，而三焦是气、水、火的通道，当三焦受寒，气机就会不通畅，就如同猪油受寒后会凝固一样。人皮肤受寒后，皮肤下的脂肪也会受寒变硬，但没有变质，也没有腐烂，只是变硬了。这时里面气的运行必然受到影响，气想开开不出去，想阖也阖不回来，阻滞于局部，所以胀得特别难受。最后怎么处理的呢？我就用红外线治疗仪给他腹部加热，烤了大概十多分钟，患者就舒服了。类似的案例还有很多，这就是阴阳思维的灵活运用。

稍微总结一下：学阴阳的时候，首先要知晓有一个大的阴阳，从形究气。我们有形的世界、有形的肉体是形，无形的能量是气。万物负阴而抱阳，冲气以为和，人体也一样。读过《道德经》的人都知道，经气从无形转换为有形，要有一个通道，叫"中道"。气开出去走中道，阖回来也走中道，所以这"中道"非常重要。督脉为阳气的总督，任脉为阴气的总督，而冲脉则是阴阳的总督，中医上的冲脉为十二经脉之海，开出去与冲脉有关，阖回来也与冲脉有关，冲脉就是人体内的"中道"。

第三讲

古中医的方法论 2——五行思维

五行是古人的一种思维方式，中医把它引到医学体系里，用来认识人体内在小宇宙和外在大天地的关系。那到底什么叫五行，怎样去理解五行，中医里又是怎么把五行运用起来的呢？这一讲我们就一起来学习一下。

一、什么是五行

五行，简单来说就是指木、火、土、金、水五类物质的属性和它们代表的五种运动状态。一个是五，一个是行，五代表木、火、土、金、水五种物质的属性，行就是运行、行走、行程之意，所以五行不是静止的，是运动的、变化的，是能量活动的五种状态。

古人通过观察天地万物，发现天地之间的万物及其状态都可以用五类物质的特性去代表，这就是五行的本义。我们去理解五行的时候，重点放在行上，它是运动的、变化的。什么在动、什么在变化呢？就是我们在第一讲当中提到的精气。五行的本质还是在描述精气的运动变化状态，只是从五个层面去描述，用自然界常见的五种事物来呈现。

万事万物之变化都不离五种状态，这五种状态是承接着阴阳来的。我们之前讲阴阳的时候，谈到了它的本义、引申义以及它形成的哲学思想。但是阴阳毕竟是相对的，只是两个层面，有时候在分析问题时还是比较抽象，这时古人就引入了更具体、更形象的五行思维认识和分析问题。所以阴阳和五行都是古人为了去更好地认识天地万物而构建的一种思维方式，它并非中医学所特有，在传统武学、堪舆学和日常生活的点滴中，都渗透着阴阳和五行的思维。

所以我们要把阴阳和五行当作一种思维方式去看待，从阴阳的角度去看问题，从五行的角度去分析问题。从五行的角度看问题，会比从阴阳二分的角度看问题显得更具体些，而站在阴阳的高度看问题，则更为宏观，更能把握整体，所以阴阳和五行思维各有其特点，二者常常结合起来使用。当然最高的一个层次就是我们说的道，就是从精气的层面去看问题。天地万象均由道所衍化，其背后都由精气构成。所以万物的本质是精气，阴阳、五行是思维方法，是我们去认识精气运转的两种思维方式，一种是从阴阳二分的角度去看待，另一种是从五行的角度去看待，最终都要合二为一，合五为一。

中医把五行的思维融入其医学体系中，用来指导人们认识人体自身及人与外界的关系。比如中医认为，木行的主要特点是升发之态，而自然界的东方位、四时之春天、人体的肝气，都主气的升发状态，它们在气这个层面都是相通的，都属于木这一行。那么同样的，人体的心气跟自然界的夏天、南方位，都代表气的开散状态，都属于火这一行。依次，木、火、土、金、水，对应内在五脏之肝、心、脾、肺、肾，对应外在五方之东、南、中、西、北和五季之春、夏、长夏、秋、冬，这样，就构建了一个中医学上内外联系的整体观。人与外在时空是一个有机联系的整体，比如春天到了，天地俱生，万物以荣，这时对人体来说，是一个调肝养肝的好季节，应当"夜卧早起，广步于庭，披发缓行，以使志生"。

关于五行，有一句非常重要的话，即"五行以气论不以质论，成质则不能生化"。也就是说五行不是指的木、火、土、金、水这五种物质，而是用这五种物质的属性特征来代表气的五种运动变化状态。哪五种气的运动变化状态呢？是升、降、开、阖以及转化这五种状态。升和开是阳的状态，对应木气和火气；降和阖是阴的状态，对应金气和水气。这个转化，是由土气来主导的，所以五行比阴阳更具体一些，我们有时需要把阴阳和五行结合起来运用。《黄帝内经》成书时期称为阴阳四时，四时即木火金水之气，没有把土气放进来，因为土和其他四行不在同一个层面，它是一个更高的维度，后面会谈到。

二、五行的本质

中医的五行，它不是指物质的五行，而是指气化的五行，是用木、火、土、金、水这五种物质的特性来代表气的五种运动变化状态的，这一点非常重要。推荐大家去读一读清代著名御医黄元御先生的《四圣心源》，这本书对于理解中医的一些基本概念及融通医理是很有帮助的。我们谈到五行之时，它代表的是气的五种运动变化。比如木，代表的是一种升发之气。人体的肝，也代表的是一种升发之气，主管人体气的升发。肺属金，代表的是气的肃降状态，火代表气的开散状态，水代表气的封藏状态。五行的状态即气的状态。

气在人体内是运动变化、周流不息的，它有升有降，有开有阖，有生有化。升的过程就是木气的状态，用木来代表气的升发势态，简称木气。人体气的升发，它有一个司令员，这个司令员就是我们的肝气，肝主一身之气的升发。类似的，肺主一身之气的肃降，心主一身之气的开散，肾主一身之气的封藏。脾在五脏当中最为特殊，因为它对应土气，土气是调和木、火、金、水四象的，即协调气的升降开阖，使之有序不乱而呈中和之态。五行，深入认识，就是四象和中土，或者称为土枢四象。土为中枢，人体后天之本，水谷生化之源。中医特别重视胃气，有胃气则生，少胃气则病，无胃气则死，这个胃气就是土气，由人体的脾胃所主导，主管一身之气的调和。

在人体内有五个司令员，这五个司令员就是五脏之气。古中医学里的任何一个概念，它背后都有一个气。比如中医诊断中说肝气郁、脾气虚、肾气亏，都着重在这个"气"字上面，指气的状态出了问题。古中医如果离开了气，就是无根之木、无源之流。中医的本质是对气的认识，可以说是气道医学，这是古中医、道医的核心，它们重在研究精气的运转，人体精气运转哪里失调了？如何使其恢复到正常的平衡态？仅此而已，至简不繁。

它背后是什么？物质的背后是能量，是气的状态。以木气为例，木的特点是什么？它的枝叶往空中伸展，它的根须往地下透达，整体呈现一种向四周发散之象，代表一种升发之气。当今社会，物欲横流，生活节奏快，很多人学习、工作压力大，造成肝气郁滞于内，这种现象非常普遍，如何调理呢？最简单的一个方法，就是多去户外种植高大树木的地方待着，就坐在树的旁边，跟这棵大树好好地对坐一下，或在大树面前站站桩，感通一下这股强大的木气，无形中就可以疏通体内的郁滞之气。现在很多人舍近求远，天天吃药，肝气还郁滞得厉害，为什么呢？是因为离自然越来越远，得不到自然的疗愈之力。当真正理解五行，把万物一体真正参透之后，就会发现自然界随处都有治病的良药。大自然中的太阳可以强壮我们的心阳，春天的嫩苗可以帮我们疏肝，秋天的雨水可以帮我们降火，冬日的白雪可以帮我们封藏生命之气，漆黑的夜晚有助于我们气机的内阖。

古人以木、火、土、金、水这五种物质的特性去代表自然界的万事万物，把它们分成五大类。气基本的运转方式是五种，升的、降的、开的、阖的以及中间转化态，万事万物及其变化都离不开气的这五种状态。理解了五行之后，我们就能够很自然地认识到人体内外其实是没有本质区别的，它都是一个整体。

中医说的整体观是指人和人所处的时空背景是一个有机整体，人时刻跟外界的时空在沟通、交流和互动。口鼻，一个管呼吸，一个管饮食，"天食人以五气，地食人以五味，五气入鼻……五味入口……天地合气，命之曰人""人以天地之气生，四时之法成"，我们要想把这些经典的言语都串起来，融会贯通，如果没有气化的认识，那就是一盘散沙。如果有气化的认识，从精气源头入手，借助阴阳五行的思维去看精气的运转方式，就能够很好地把内外联系到一起，这样慢慢就有了中医最核心的整体思维。

三、五行相生与相克

谈到五行，就会涉及五行的相生与相克。如何理解相生的含义呢？什么叫木生火、火生土、土生金、金生水？仔细思考一下，如果对五行的本质有了深入认识，那么相生的概念就好理解了。相生指的就是气盈缩变化的全过程。比如水生木，是指气从封藏到升发的变化过程。类似于种子，未发芽相当于水的状态，种子发芽长成苗苗，这就是水生木的环节。联系到人体而言，气化的源头在肾，肾阴肾阳共同气化，产生一股"蒸气"，这股"蒸气"徐徐上升，就是水生木的过程。木生火是指气由升发到进一步盛大的过程，就像喷泉，水先升起来，然后再散开。那么火生土又怎么理解呢？人体的气一定要升已而降，升到一定程度，开到一定程度就要开始降、开始阖了，这样才会周流不息。如果一直升一直散，最终就会消亡。所以气升到一定程度、开到一定范围，它就会自动开始收、开始阖，来维持周流的状态。火开到极致之后就开始掉头，这个掉头是由谁来主宰的呢？是由脾土来转化的，即火生土。夏天属火应心，夏天之后名长夏，长夏由脾土所主，是湿热最重的时候。所以长夏的时候多湿热疾病，很多湿疹类的疾病就会发作。这就是火生土，靠土气来掉头，让气开的状态开始收，掉完头之后，它就变成了金气，就开始肃降了。肃降到一定程度，就慢慢合聚在一起，又回到水的状态。水生木，木生火，火生土，土生金，金生水，水又生木。五行的相生本质，就是一元盈缩，一气周流的过程。

将五行相生之理运用到脉诊上，就能很好地指导中医临床。寸口脉的脏腑分属，其中左尺应肾水，左关应肝木，左寸应心火；右尺应命门火，右关应脾土，右寸应肺金。水生木，就是左尺到左关，左关出问题要去找左尺，因为左尺是左关的源头，左尺是母，左关是子，这是母子关系。母生子，左关又是左寸之母，名木生火。在临床中，摸到左寸脉不足时，一定要察左关脉如何。有些心脏病人，经常胸闷气短，喜欢叹气，诊其左寸脉明显不足，而其左关脉却郁大异常，这就是典型的由肝气郁滞引起的心脏问题，即木不生火，治疗的重点在于调左关的郁滞。如果左关脉长期郁大，则需要进一步调左尺，因为水生木，木生火，这是能量的一个传递过程。从左寸到右尺，是一个对角线交叉互济。君火和命门之火是相互济补的，心火通过心包及肺胃之气的敛降，传递到下面的胞宫，进而传到命门管辖的区域，来温暖下丹田；同时，命门火暖小肠，小肠通过经脉系统进而温养到心脏。这就是左寸与右尺互济。所以心阳不足的人，日久会导致肾阳不足；肾阳不足者，也会导致心阳不足，两者同起同落。然后，从右尺到右关，这就是火生土的过程。所以长期脾胃虚寒的人要补肾阳，补火来暖土，附子理中丸就是经典的代表方。从右关到右寸，这就是土生金的过程。很多肺卫气虚易感冒者，摸脉右寸不足，这时治疗的重点是调右关，要培土以生金。金生水，右寸之气降下来，通过中土就能够补左尺，这个在临床上运用得非常多。现在很多人左尺不足，经常腰酸腿软或表现为明显的腰椎间盘突出，号脉时会发现其右寸脉相对亢盛，这就是典型的金不生水，肺气不敛降，肾水就会亏乏。

肺为华盖，居五脏之最高位，如空中之云气，若天气炎热，长期不下雨，地面就会很干燥。我们要学会从大自然中去感悟医理，天气下为雨，就相当于人体内金生水的过程，脉上对应的就是右寸济左尺。水生木，木生火，君火和命火互济，火生土，土生金，金生水，这样构成一个躺着的"8"字气机循环。

总结几个重要的调脉思路：寸脉不足要调关脉；关脉长期郁堵或不足要调尺脉；尺脉有问题要调对角线，用对角线交叉疗法。比如左尺的问题找右寸，右尺的问题调左寸。这就是五行相生落实到脉诊上的一个重要指导。

我们再来看一下五行的相克。五行的相克其实也很好理解，只要你理解了五行的本质。比如金克木，金代表气的肃降状态，木代表气的升发状态，那么金克木其实是相互制约。因为它们两种方向是相反的，相反就可以起到相互制约的作用。为什么要相互制约呢？相互制约的目的是为了达到一种平衡，防止升发太过。相克是为了维持一种相对稳定，起到一种对立制约的作用。有生必有克，有克必有生。相生相克同在，才能维持气机周流的动态平衡。水克火也是同理，水是气的封藏状态，火是气的开散状态，刚好是相对制约的关系。

中医里有水火既济、金木交换之说，这是相反相成之理，再加上中土的斡旋，基本上调五脏之气就是这三点。金木交换就是调肝肺的升降；水火既济，就是调心肾的开合；中土的斡旋，就是调和脾升胃降。很多内伤杂病都离不开这三句话，要不就是调金木，要不就是调水火，要不就是调中土，或者是综合一起调。

那么相克之理又怎样指导临床运用呢？还是结合到脉上来说，左寸是心火，右寸是肺金，火克金，即左寸克右寸；左关是肝木，右关是脾土，木克土，即左关克右关；左尺是肾水，右尺是命火，水克火，即左尺克右尺。

总结一句话，就是左手脉克右手脉，一定要注意，相克它是一种正常的状态，是通过制约达到平衡。如果一个人的五行之气，其内在生克平衡，那么你摸他的六部脉应当是等大的。其相生正常，则寸关尺应该等大，倘若寸关尺不等大，有明显的强弱起伏之别，那肯定气机的升降过程出了问题；其相克正常，应该两寸要平衡，两关要平衡，两尺要平衡。我们在临床当中，经常遇到的失调状态是肝脾不调，就是肝气偏旺，脾土偏虚，即肝郁脾虚，这个特别常见。怎么能够快速判断这个人是肝郁脾虚呢？把脉时发现两个关脉都比较大，但是左关明显比右关要强一些，要亢一些，那就是肝木旺而脾土虚，两者之间的力量不平衡，典型的肝郁脾虚。理解了这个原理，那么号脉就没那么难了，你只需两手同时摸脉，比较指下六部脉的强弱，然后结合五行的相生相克之理，看是哪个环节出了问题，把它调到一种六脉平和的状态就可以了。因为相生的过程如果正常，那么寸关尺就是等大的；相克的过程如果正常，那么双寸等大、双关等大、双尺等大。结合起来就是六部脉应该是一样的。人体气机正常升降、开阖、转化，其六部脉在指下基本上是同频共振的。但是在临床当中会发现很难见得到一个六脉完全一样的人。这种整体生命能量运转得很好的人，都是修行的高手，一般很难见到。一般人难免受到外在六淫之气及内在七情六欲之影响，扰动我们的气血，所以六部脉有点不一样是一种常态，我们要理性地接纳。但是六部脉的差异不能太大，倘若差异大，如寸脉亢盛而尺脉沉弱，阳脉明显有余而阴脉明显不足，那就是严重的病理状态，需要及时干预，结合脉中五行生克之理，损其有余而补其不足，以平为期。

第四讲

古中医的方法论 3——象思维

一、象思维与悟性的培养

象思维，很重要！很多民间的中医，他们悟性很高，可能记不住很多中药的功效或经络穴位的名称，但是他有独特的方法——象思维，来构成他的思维体系。有一次中医村草医节，我跟一个姓黄的民间中医交流，他说看到海水将沙石推向岸边，看到海边堆积的泥沙，就联想到痛风结石的形成，所以他开始琢磨这个事，悟到了一些治痛风结石之法，这是易象思维。我们在生活中经常会遇到这种情况，心里面装着一个疑惑，没有解决的答案，走在马路上，不经意间看到一个象出现，就好像突然找到了一把钥匙，豁然开朗。所以我们学会古中医的象思维，可以非常轻松地解答很多复杂的问题。

佛经上有句话："凡有所相，皆是虚妄，若见诸相非相，即见如来。"我们所看到的这个世界是由精气构成的，宇宙万物是一个有机整体，人也是由精气构成的，精气构成了所有。我们看到的全是象，如天空之云，云彩是由水分构成的，一会看云彩像一头象，风一吹，变成马，一会又变成牛，这是象在变化，是背后的水分子在聚散离合。佛家说无常，生命中的很多事情都是变化无常的，但我们往往希望是有常的，希望房子能够住上千年，希望自己能够活五百岁。比如古时对皇帝高呼"万岁万岁万万岁"，但哪个皇帝能活一万岁？千岁都没活到，能活一百岁的都没有。所以，这些都是心里的愿景，一切都是无常的，一切象都是精气构成的，在聚散离合，在成住坏空。

二、精气与道德

当我们通过这个象看到背后是精气在运作时，就开始接近万物的本质了。佛家称精气为空，道家称精气为无。道家的最经典著作是《道德经》，那么道和德是什么关系呢？有些人认为德是指伦理修养方面，好人就有德。但其实"德"是个中性词，道是本体，是精气，德是道所显出的象，我们称为"德象"，你所看到的一切，肉体也好，房子也好，车子也好，所有的一切，全是道所化出的德象，所以"德"是个中性词，不是褒义词。从道家的角度来讲，道相当于无，德相当于有；从佛家的角度来讲，道相当于空，德相当于色，有形世界称为色界，所以心经言"色即是空，空即是色"。这句话对于不懂佛学的人而言，可能会误解，认为色就是好色，空就是放空。这完全是对经典理解的偏差，色指的是有形的世界，空指的是无形的世界，色即是空，空即是色，表明它们都是一体的，是相互转化的。

从中医角度来看，道、无、空都是精气，德、有、色都是象。佛家说色即是空，空即是色，中医说象就是精气，精气就是象。把这个理解透了之后，就很好办了。象的本质就是道，道在哪儿，道在当下，当下你看到的一切，都是道所显化。《清静经》上讲："虽名得道，实无所得，为化众生，名为得道，能悟之者，可传圣道。""虽名得道，实无所得"，身边的一切都是道，得道之后得到了什么东西呢？没有，只是破了象，如果看清楚本质，就会恍然大悟，这就是道构成的！这就是破象之后直指本质，就得道了。

"见相非相，即见如来"，如果你看的这个杯子不是杯子，而是恍恍惚惚的一团能量聚合体，你就看到了如来，如来就是道，就是精气，所以我们明理之后，一定要破象。

古中医的境界是很高的，当你证到了这一步，一切就都变得容易了起来。有的人"眼里没有活儿"，因为他看不到，如果他能看到，这地上很脏，他就有能力去扫干净，但很多人是看不到的，他视而不见是因为他的境界到不了这一步。所以，在悟空、悟道的时候，当你悟到了哪一步，思想自然就到了那一步。

大家看我的手，假如手是精气，一开始是这样（手掌打开），然后手变成一个点赞的手势，变成三根手指、变成四根手指……这所有的象，都是手变化出来的，手可以变化出很多种模样，假如手变成"八"的样子，精气还在不在，手还在不在？手还在，它只是以一个"八"的形式呈现出来，那么，变成一个代表胜利的手势，手还在不在？手也还在，但它呈象，代表胜利；当我们竖起大拇指，手还在不在？手也还在，它只是以大拇指点赞这个形式出现；当我们握拳头的时候，手还在不在？手还在，它以拳头的形式呈现出来。那么现在当我们的手以拳头的样子呈现的时候，你看到的是拳头还是手？很多人看到的是拳头，看到的是点赞，看到的是胜利，其实，这些都是象。很多时候，我们只看到了这个手的手势，而忘记了这个手。

有时候患者找我聊天，把手伸出来时，我就看他这个手，是青的还是紫的，指甲上有无月牙，而不是看手势，就是说要破手势这个象，直接看到手。精气可以变化成各种样子呈现出来，我们看到的全是象，所以，破这个象之后，就是"见相非相"。拳头也好，点赞也罢，都是手变化出来的，假如没有这个手，那么所有的象就全没了，所有的手势就都消失了，所以我们要透过现象悟到本质的东西。

对人体而言，如体内之气上逆，人会偏头痛，那么是应该关注头痛这个象，还是关注头痛后面那个气的状态呢？再如有的患者腹胀，胀得喘不过气来，医者很多时候只关注腹胀的症状，而没有去思考腹胀背后气机郁滞的问题。佛家说破象，头痛、腹胀这些症状，也都只是象，象背后的核心是气，所有症状的出现，都与气有关系。我们破这些象之后，把所有的象都看明白看透彻之后，才会发现人是由精气构成的，桌子是由精气构成的，我们穿的衣服也是由精气构成的，破象之后的真理实相都是精气构成的，一切都是道所衍化出来的。既然我们人是由精气构成的，桌子也是由精气构成的，那么有什么差别吗？其实，真没什么差别，所以《金刚经》说："凡有我相、人相、众生相、寿者相，皆非菩萨。"到了菩萨境界，看到的一切就都是一体的，都是一样的构成。

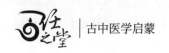

三、局部与整体的关系

一花一世界，一叶一菩提，每朵花都是宇宙的浓缩，它包含了所有的信息，每片叶子都跟整个菩提树是相通的。树叶跟树干和树根是相通的，叶子和叶子之间看着没有关系，是独立的个体，东边一片叶子，西边一片叶子，相隔很远，看起来不相干，但它们都跟树根相通。同理，在整个宇宙中，每个人都如一片叶子，都是独立的个体，而整个宇宙就如一棵大树，每个人都像叶子一样，跟整个宇宙相通。不好理解的话，我们把这个再缩小一下，假如整棵树是一个人，我们的左手和右手就是两片树叶，这两片树叶看着是没有关系的，但两片树叶是相通的，如果这个人死了，这两片树叶也会枯萎。人体的每个部位都是相通的，如果一个人的脚被一块大石头压住拔不出来，他会用手把石头搬开，把脚拿出来。为什么呢，因为手和脚是一体的，现在脚被石头压住，压得很疼，用手把石头搬开，把脚拿出来很正常，虽然手是一部分，脚是一部分，但是手和脚是一个整体，因为是一个整体，所以会毫不犹豫用手把石头搬开。

如果你真体会到万物一体，感受到每个人跟道、跟精气是完全相通的，当你看到一个人遇到了困难很痛苦的时候，你就会毫不犹豫帮他，这时候他就是脚你就是手，你可以切身感受他的痛苦，因为你们是一体的。人体亦如此，当身体某一处出现问题的时候，所有的能量都会过来，比如说大拇指被钉子扎了，感染了，身体的白细胞都会过来，跟细菌打歼灭战，因为都是一体的。

四、象思维在中医诊断中的应用

身是菩提树，手就是菩提叶，正如通过每一片树叶都可以看到一棵树的健康状况一样，我们通过手就可看出一个人整体的健康状况。树叶如果是黄的，就表示缺水或缺肥了，同理，通过一个人，就可以知道他生活环境的状况，再缩小点，通过人身体的一个部位就可以知道五脏六腑的健康状况、整个身体的健康状况，这就是以象察看整体状况。所以通过全球气温升高、海啸地震爆发这些象，是可以看到整个地球健康状况的。

对于人体而言，通过每一个局部的小窗口就能窥测到整个身体的健康状况。比方说眼睛，五轮学说中，肝心脾肺肾都在眼睛上有所对应，其中眼皮属脾胃，目内、外眦属心和小肠，白睛对应肺和大肠，黑睛对应肝和胆，正中间的瞳孔则属肾，五脏六腑都反映在上面，通过眼睛这个小的菩提叶就能看出整个身体这棵树的健康状况。鼻子也是全息之浓缩，其中鼻根（又名山根）对应心与小肠，鼻柱对应肝胆，鼻头及鼻翼对应脾胃，鼻孔对应肺气。假如山根有横纹，则要注意心脏的问题；鼻柱有青筋，则要注意肝胆的问题；鼻头有黑气，则提示脾胃有寒水；鼻孔偏小，则提示肺气相对不足。

舌诊是中医的特色诊法，通过舌象可以看出整个身体的健康状况。舌上也有肝心脾肺肾，舌就是整个身体的浓缩。舌尖很红的，说明上焦心火重；舌根很白的，说明下焦肾水寒；舌中有裂纹的，说明脾胃有郁滞；舌边有齿痕的，说明肝胆气机不畅。

如果把整个面部当成身之全息，那就是面诊和面相。其中额头对应上焦心肺，整个鼻区对应中焦脾胃，下巴对应下焦肝肾。临床上，大凡脾胃不好的人，鼻子就容易不舒服。虽然肺开窍于鼻，但肺经起源于中焦，脾往肺输送能量。所以长期过敏性鼻炎的治疗重点是调理中焦。面相学中，鼻为面部之王，脾胃为后天之本，气血生化之源，故通过鼻子可以看出脾胃的功能强弱及全身气血的盛衰情况。下巴对应人体下焦，如果一个人下巴总是反复长痘，女性多提示有妇科问题，男性多提示有男科问题。

色脉合参，形气定诊。望诊处处有全息，无论是眼睛、鼻子、舌头，还是整个面部，都可以帮我们判断整体的状态。脉诊也是如此，寸口脉这一段血管对应整个身体，通过号脉，一样可以判断身体的状况。比如寸脉弱者，多提示上焦心肺之气不足；关脉有力者，多提示中焦气机郁滞明显；尺脉弱者，多提示下焦气化之力不足。看面相，就能轻松知道一个人中焦郁滞，号脉时也会有一样的提示，这些都直指事物的本质。大家都觉得脉诊很玄乎，其实脉象跟面相一样，都只是一个象，把象看通透之后，号脉可以，不号脉也行，都是察象辨气，见微知著。

身是菩提树，手是菩提叶，手也可以反映全身的问题。手上的五脏是怎么定的呢？局部跟整体相应，首先分阴阳。一阴一阳之谓道，道生一，一生二，整个人体是分阴阳的，局部也分阴阳，从阴阳的角度一一对应就可以了。手一握，手掌在内，属阴，对应人之前胸腹部；手背在外，属阳，对应人之后腰背部。手伸出来就把阴阳分出来了，手的侧面叫阴阳玄，对应两侧。知道了这些就能以象察病，以象治病。身是菩提树，手是菩提叶，通过观察手这个叶子，就可以推测身体哪有问题，这叫以象察病；通过刺激手上对应的区域，就能治疗疾病，这叫以象治病。手的象在改变，身体的状况也在随之变化，两者是息息相关的。如一个人手掌面出现很多青色的血管，说明他的胸腹是郁滞的，血脉是不通畅的；当一个人手背出现很多青色血管或发凉的时候，就说明腰背部是不通畅的。这就叫以象知病，不一定通过号脉，直接看也可以看出来。所以把古中医的原理学好之后，就能非常轻巧地解决一些常见问题。

这里有一个误区，我们往往容易把"菩提叶"定死了，认为只有眼睛、鼻子、舌头、手是"菩提叶"，其实整个上肢也是"菩提叶"，每一个局部都是，一定要有这个意识，取象思维要非常灵活。当我们把整个上肢当成"菩提叶"，此时手握拳，则拳头对应头，手腕对应颈。如果你发现一个人手腕有褶子横纹，在内侧则提示咽喉有问题，在外侧则提示颈椎不好。

那既然手对应头，内关穴又对应哪里呢？手背对应后脑勺，手掌前面大陵穴对应咽喉部的天突穴，内关穴则相当于胸部膻中附近。所以当我们胸闷的时候，在膻中这个区域点按拍打会舒服些，在内关处扎针同样也会有很好的效果，所以针灸治疗中有一句话，叫"心胸内关谋"。传统中医的经络腧穴和手臂的取象刚好对应起来了，所以古中医的象思维是值得深入琢磨的。

我们继续思考，如果拳头对应头的话，那么前臂内侧就对应胸腹区。在小儿推拿中，当小孩发烧的时候，要清天河水，怎么操作呢？是从上往下，从腕横纹推到肘横纹，这就相当于降任脉、通胸腹之气，尤其是对小孩食积发热效果很好。如果从前臂外侧下手治疗呢？那应该从下往上推，从手肘推向手腕的背部，尤其是重点推搓手腕阳池穴处，这就相当于升督脉、开背部、通大椎，对小孩外感受寒闭表的情况，治疗效果很好。

手握起来对应头，手背面就像头的外面，手掌里面就对应头的里面。那么现在问题来了，在手掌没有变成拳头之前，手心对应胸腹部，手背对应背部；握成拳头之后，拳头里面对应大脑内部，拳头外面对应大脑外部。这就说明头部头皮跟背部相通，头部里面则与胸腹部相通，也就是整个头部外面属阳，跟背部相通，里面属阴，跟胸腹相通。假如一位患者头部怕冷、后脑勺痛，怎么治呢？那就应该是背部的问题，是督脉和膀胱经的问题，把督脉阳气扶起来，把膀胱经打开，把寒气散出去，头皮就不会寒了。假如用脑太过、大脑静不下来，又怎么治呢？头脑不宁静，很多时候是胸腹有热，大凡看到手掌颜色偏红、摸上去偏热的患者，都很难静下来，其根源在胸腹。当胸腹之气顺畅的时候，头脑自然就静下来了；当胸腹之气郁滞化热致手心发烫的时候，大脑一定静不下来。所以，跟别人握手时，如果对方手心发烫，就提示其静不下来，如果手掌偏凉，就提示对方容易头痛，头部阳气不足。

五、象思维与临床

利用象思维，可以把我们临床上见到的很多问题串起来，比如这拳头一握，手的背面对应头的外面，手的两侧对应侧头部，小指外侧就像耳朵。临床上有些人偏头痛，在小指外侧扎针，针小指的第一关节就可以，能够迅速起效，基本上针扎下去不超过十秒钟，偏头痛就能好转。这就是改象治病，通过以象治象，以手这个象治头这个象。

手握拳对应大脑，展开之后，分阴和阳，分别对应胸腹部和背部。很多患者来治病的时候，头昏昏沉沉的，头部阳气不够，清阳不升，怎么治呢？头部是个阳性的球，是诸阳之会，腹部是个阴性的球，是诸阴之会，头部和腹部构成一个太极周流循环，通过手之取象，我们知道两者是相通的。腹部阴性能量气化，通过背部上升就能上奉于脑。当腹部的阴性能量没法气化的时候，诸阳之会的头部就会缺乏能量的滋养。所以患者头部不舒服，治疗要从腹部下手，揉肚腹，当腹部揉得很通畅的时候，头脑就会非常清晰、非常舒服。一方面腹部能量气化顺畅，通过背后督脉上奉于头，大脑能够得到很好的滋养；另一方面胸腹气机顺畅，任脉之气顺降，大脑能够得到宁静。

手掌中间这个地方，也就是中脘处，这个地方堵的时候，可能有伏梁气，有伏梁气手心就容易发热，阳气就会郁在这个地方。所以当头脑发热，静不下来时，手掌也会发热，手掌发热又对应胸腹发热。心包与胃相别通，心与胆相别通。心脏跳动产生的热往下走，必须经过中焦，如果中脘附近郁堵，热量没法传递下去，就会郁在心胃之间，这时候就会表现出胃胀、中脘压痛、胃火重、心烦、失眠等一系列症状。所以这一串起来，就可以给我们提示很多治疗的思路。

给患者进行腹诊时，如果腹部摸上去缺少脂肪，腹皮薄而松垮，那么其大脑的能量一定是不够的，反应会比较迟钝，记忆力也较差。有人说小孩读高中，希望记忆力好点，只要把腹部照顾好，把肚子的能量补足且使其流通顺畅，头脑就舒服了。肚子能量怎么补足呢？大肠对应乾卦，头部也对应乾卦，所以我们说吃猪大肠也能补脑，脑满肠肥啊。大家可能不太相信，举个例子，有些肝病患者，如肝癌或肝硬化晚期，其肝功能明显下降，血氨清除力不足，再加上大便排不出去、浊气不降，血氨等毒素通过血脑屏障被大脑吸收而中毒，这时候会呈现一种昏迷的状态，称为肝昏迷，也就是氨中毒引起的肝性脑病。中医以通腑下气之法排出肠道燥屎，使腹部气机通畅，可能患者就清醒了。因为头脑跟腹部肠道是相通相应的，腹部的气机不畅，头部的气机也会受影响。所以借着手的灵活取象，可以展开很多临床问题的思考，甚至解决一些疑难杂症。

手腕对应颈椎，手脖子对应颈脖子。如果我们在手上经常戴一个手表或一个手镯，那么就会约束、压迫这个地方，影响气脉的运行，久而久之，脖子的气脉也会不太通畅。所以凡是喜欢戴手表或手镯的人，都可能患颈椎病、慢性咽喉炎。有时候，戴一个很小的不起眼的首饰，却可能对身体造成很大的伤害。象思维用好之后，我们可以借这个象来知病、预测疾病，也可以借这个象来治病。

手握成拳头时，将拳头取象为头，手背面的阳池穴就对应后脑勺的大椎穴；伸开手掌之时，手背面的阳池穴对应腰部的八髎穴。大椎穴与阳池穴相通，八髎穴与阳池穴相通，大椎穴和八髎穴也相通。八髎在道家称为北海，是先天的能量储备库，大椎则是所有阳气的交汇点。大椎受寒之后形成的富贵包，其实与八髎能量不足有很大关系。很多人腰部受寒不舒服或颈椎着凉而疼痛，直接用艾条灸阳池穴就可以了，阳池通大椎，也通八髎。

手握成拳头时，手掌面的大陵穴就对应咽喉处的天突穴；伸开手掌之时，大陵穴就对应少腹的会阴穴。所以，大陵穴与天突穴相通，大陵穴与会阴穴相通，天突穴和会阴穴也相通。一个人有严重的咽喉炎，嗓子不舒服，这其实与下焦少腹有很大关系，这个病要从下治。整个人体上下是相通的，可以对折，从前来看，上面的天突和下面的会阴相通；从后来看，上面的大椎和下面的八髎相通。同理，手握成拳头之后，手腕部位的尺骨小头象征着我们的肩膀，左侧应左肩，右侧应右肩。对于肩周炎患者，沿着尺骨小头45°扎针下去，肩膀立马就轻松了，这就是道家针法对症治疗肩周炎的不传之秘。

"宇宙在乎手，万化生乎身"，这是《黄帝阴符经》上的原话。整个上肢处在身体的两侧，手臂是从两侧展开出去的，前面属阴、后面属阳，两侧就是阴阳交界处，称为阴阳玄，整个手臂就长在阴阳玄的位置。阴阳玄是沟通阴阳的，万物负阴而抱阳，冲气以为和。耳朵也在两侧，位于阴阳玄的位置，通冲脉。冲为血海，为十二经脉之海，很多大病都与冲脉有关系，那么怎么调冲脉呢？调耳朵、调手就行了。跟大家分享一个非常好的保健方法，我们用手搓耳朵，搓三四十下，搓完之后，浑身发热。虽然看起来是搓耳朵，但其实背后原理是在沟通五脏六腑，调节冲脉，调和阴阳。五脏六腑之气运行加快，冲脉通畅，可以治疗很多疾病，胸闷的、咳嗽的、腹胀的、头晕头痛的、感冒的、畏寒的……气血循环加快，整个身体机能都带动起来了，所以不要小看这个动作，小动作大养生。

再看手，我们鼓掌的时候，胸腹腔里的五脏六腑都会受到震动，震动有什么好处呢？我们身上的气血，有时候并不很流畅，有时候不足。气血是能量，像天下的财富一样，有些人很有钱，是亿万富翁，有些人却身无分文，是乞丐。人要想长寿，身体能量就需要循环起来、转动起来，不能呈现有些地方过盛、有些地方不足的状态。拍拍手背、鼓鼓手掌、搓搓耳朵，看似非常简单的方法，却能解决身体的很多问题，关键是要坚持。每天做三遍，搓耳朵一分钟，拍手鼓掌一分钟，一天做三遍，总共才花六分钟，长期坚持，很多问题就会改变。所以，通过古中医的象思维，可以延伸很多东西出来，明理之后，治疗在术上着手，就非常容易。如果没有这些象，医者看病的时候，涉及的知识太多，脑袋里就像一团糨糊，不知咋用。

再以手为例，身是"菩提树"，手是"菩提叶"，舌头也是"菩提叶"，两个叶子都跟树相通，它们会不会相互影响呢？当然可以相互影响。它们是怎么相互影响的呢？比如，有些患者舌尖溃疡疼痛，舌尖对应头顶部，而中指的指尖也可以对应头顶，同时它又在心包经上，心包代心受邪。当患者出现舌尖痛的时候，他的头顶、中指指尖都会出现相应的问题，假如舌尖痛是个偏实状态的话，那么中指指尖也是处于一种偏实郁滞的状态，它们是相通的，此时在中指指尖扎一针，放一点血，就会迅速缓解这个地方的郁滞状态，而通过同气相应、同气相感之理，舌尖对应区域的气机郁滞状态也能迅速得到调整，马上舌尖就不痛了。

曾经有位患者，舌尖溃疡，痛得没法吃饭，舌尖火烧火燎的，在当地三甲医院看了一个星期，没什么效果。我将他的中指指尖刺破，那个血唰地一下就飙出来了，飙完之后，我问患者感觉怎样，他回答说舌尖马上就不痛了。

再举个例子，出血性的脑卒中，头部血管压力很大，甚至导致患者昏迷。病重的，西医一般选择开颅手术，把血抽出来；中医则通过灵活的取象思维，选择在对应头部的手指尖放血，把血挤一挤，这样头部的压力一下就减轻了，这就是十宣穴放血来急救昏迷患者的原理。同理，在舌尖处放血也可以，用牙齿把舌尖咬住，刺破舌尖出点血，头部压力也会减轻，这些都是象，都是相通的。如果扎手指尖效果不好，还可以扎脚趾尖，脚趾尖也对应头，它们全是相通的。扎手指尖，把血挤出来，借这个象，就能治愈舌尖溃疡，就能降低头部血管的压力，这叫借象改象。

我们沉下心来深入思考，借象改象的原理是什么呢？象与象之间是靠气连接的，所有的象都是靠气连接的。万物一体，心意相通。

除了在身体取象之外，还可以通过周围的环境比如住的房间布置、听的音乐、喝的茶这些象来治病。很多人来到我们任之堂中医村，他只要一进村，心就静下来了。在中医村观心台喝一杯茶，什么都不想了，内心非常地宁静。因为周围这个大的气场，能调我们众人之神。

有的很高明的医生，天天给人看病开药，会觉得很失败，为什么呢？因为给人吃药时就好一点，药一停就复发了。很多人一生病，就会变得心浮气躁，家里的气场也会随之变得糟糕，他一边喝药，一边还处在这个糟糕的环境中，药和这个环境是对抗的。所以，如果把古中医学好，把象思维理解透了，完全可以制造一个良好的能量场，制造一个宁静的、大的象出来，人只要一进去，立马就会被影响，以象改象，借象调神，这样治疗就会轻松许多。

六、象背后的连接

象和象靠气来连接，如果患者气很弱，是不是改象治病的效果就会差呢？是的。因为当气很弱的时候，人都快散架了，气是聚散离合，气开始散的时候，象也快消失了。所以治病的核心，不是调象，而是调神，让上面的神往下移，让手掌和腹部相通，与腹部下丹田融为一体，因为它们本身就是一体，是一个东西。假如手张开是下丹田，握起来就是脑袋，他们本身就是一个点，当气往下走的时候，气沉丹田之时，整个人上下就融为了一体。开阖，阖就是把气聚起来，气聚起来以后，所有周围高维度能量就能全都聚阖起来，一聚阖能量就会越来越强，越来越充实，这时候什么病都好治。当气分开，一分为二的时候，就会出现上热下寒、上实下虚、上边阳气太刚、下面阴气太重的情况。

神归则气至，气至则象变，只可惜，现在很多人的神是分散的。肉身就像一座房子，而神就是房子的主人。当家里的房子长期不住人，蜘蛛、老鼠就都进来了，但只要人回来，清洁打扫一番，所有的外来物就都跑了。所以这个象思维学好之后，真的可以开启很多智慧。

　　先学会调神以聚气，然后再借象以改象，借象改象其实还是低层次的，当学会调神聚气的时候，就不用改象了，为什么呢？因为调神聚气之时，气聚在一块，五脏六腑就会正常地工作，会有序地运行，精神内守，病安从来？

　　我们不能改变心脏跳动的频率，我们也不能改变肺开阖的频率，我们更改变不了肠子蠕动的频率。其实我们只要把气调好，五脏六腑该咋运作，自然就运作起来了，一切就好了。气从以顺，各从其欲，皆得所愿！就像一个国家，如果老百姓都很穷，张三缺米，李四缺油，王五缺茶，这样都没法生存，但只要老百姓都有钱了，每个家庭都有存款了，就不用去给这个发米给那个发油了，什么都不用管了，因为他们自己会去买米买油，都会活得很自在。人体是一样的，当我们神一收气一聚，能量合一，五脏六腑就会得到源源不断的能量滋养，每个脏腑都干得很起劲、很欢乐。但是因为心神驰骋，神驻不下来，所以我们不得不借象调象，搬来搬去。假如患者来治病，医者没有调神，只是通过借象调象治疗，患者觉得舒服了，但是一回去，他神一散，气就又乱了，就又打回原形了，所以调神为上。

　　大家可以尝试将注意力放在呼吸上，然后用腹式呼吸，意念引导，缓慢地吸气鼓小腹，呼气收小腹，逐渐地，就会感觉整个人都消失了，无眼耳鼻舌身意，只有小腹部一收一放，这时候，元神当家，金光回归！

　　象思维已经超越了我们现在传统医学上的十二经脉范畴，当你用象思维来指导针灸、运用手法的时候，就无须再考虑经络了，只需考虑阴阳、考虑象就可以了。一考虑经络，思维层次就往下走了，因为考虑经络就会考虑穴位，考虑穴位就要考虑针刺浅深、角度等……

　　请记住，身是菩提树，手是菩提叶，一花一世界，一叶一菩提！

第五讲

古中医的藏象观

一、古中医怎样认识藏象

中医对无形层面有着深入的认识，这个无形层面就是神和气的部分。神和气的层面，在传统文化中被称为形而上者，其肉眼不可见，但它却真实地反映出一个鲜活生命的本质——无形神气的转化。一个人有意识、有思想、有精神、有活力，这都是无形的神气在运转的反映，这才是有血有肉的生命体最核心的部分。

古中医它不仅仅是从肉体层面认识人体生命，还从更高维的能量和信息层面认识人体生命。学中医一定要非常自信，因为古圣先贤对整个人体生命的认识是非常科学的。中医学不仅研究人体，还把人体放在更大的时空背景下去认识，这个是非常睿智的。真正懂中医的人，会特别敬畏中医，敬畏我们的先祖，敬畏我们的经典。

为什么现在很多人学不好中医呢？因为他们的思维是物质的思维、有形的思维。带着有形眼镜去看这种无形的神气，就会怎么看都觉得不科学，因为它看不见，摸不着。但是，不管看不看得见，都能真切地感受到它的存在。比如把手放在唇边，这个地方有气流。人说话的时候这个气流会动，只要人活着，这个气就在动。你看不见它，但你能感受到它。学中医特别重要的一点，就是要多去感受。中医四诊望闻问切，其中望气色、闻声音、摸脉动这些都要靠人来感受，感受这个活生生的生命体所散发出的诸多生命信息。因为生命是鲜活的，会时刻散发出信息，生病的时候，散发出的信息就会不一样，呈现出的象就会不同。这个时候中医就要通过望闻问切去感知诸象背后的神气变化。总之，中医研究的是形而上的层面，对于形而上的这个层面怎么样去更好地学习呢？一定要多去感受，去观天地之象，去察生活之象。

在临床门诊当中，经常会碰到这样的事情，患者和医生之间好像有什么隔阂，比如这个病例：一位 32 岁的女性患者，诉说经前乳房明显胀痛，反复发作 3 个月，乳房区可以摸到很小的包块，B 超提示乳腺增生。同时她还伴有胸胁满闷，情绪不畅，容易急躁、不开心的症状。观其舌象，舌两边齿痕明显，脉的弦象也很明显，左关脉特别粗大。中医通过四诊合参，考虑她是一个典型的肝郁气滞证。这个患者一听"肝郁气滞证"，她就不理解。她说我怎么就肝郁了呢？我前阵子单位体检，肝功能没问题，腹部 B 超也提示没问题呀，怎么就肝郁了？怎么我的乳腺就跟肝扯上关系了呢？甚至很多高级知识分子也会有疑惑的地方，我们医生跟患者说不到一起去。患者所说的是有形的解剖器官，以及这些解剖器官功能提示的相关化验指标。而我们中医说的肝郁或脾虚等，是指中医藏象体系，而非现代医学的解剖体系。两者之间是什么关系，这是我们要重点搞明白的。如果对两者没有一个清晰的认识，那么中医和西医的学习就会很混乱，最后学成中不中西不西的样子。

再比如临床上腰痛和肾虚的问题。一位 65 岁的男性患者，腰部酸痛，反复发作 3 年，劳累及熬夜之后就会加重，同时伴有腰酸腿软、神疲乏力的症状，舌伸出来舌根部比较窄，脉偏弱，按下去没有什么劲，两尺尤其显得沉弱空虚，中医诊断是肾精亏虚证。这个患者得知，中医给他的诊断，"肾精亏虚"，当下就纳闷了，他是一个现代高级知识分子，软件工程师。他说我怎么就肾亏了呢，去年做了全面体检，没有提示肾脏有问题呀。其实他的疑惑跟前面那个案例是一样的，患者说的语言跟医生说的语言是两套体系。患者理解的是解剖层面的器官及其功能指标，而中医所说的是藏象能量系统。所以我们学医的人，一定要弄清楚中医所说的藏象系统和现代医学的解剖体系是什么关系，这至关重要。

二、有形与无形，一阴二阳

文以载道，字里藏医。大家看一下这个"人"字，一撇一捺，一阴一阳，说明人是阴阳复合体，是半阴半阳之物。最大的阴阳就是有形与无形，阴就是看得见的部分，阳就是看不见的部分。完整的人体生命有两套体系,一套是看得见的肉体,是解剖的层面,是有形的层面;一套是看不见的能量信息体,叫藏象体系,是无形的层面。人是由有形和无形两部分合在一起构成的完整的生命体。

有形和无形两部分,哪部分更重要?哪部分是核心呢?道家修行有这样一句话:"阳长则寿增,纯阳为仙;阴长则命减,纯阴为鬼。"意思就是说,阳气长起来了,无形的能量转起来了,人就会有更饱满的精神状态,那么人的寿命就会延长,纯阳就为仙了,完全气化了,就跑到天上去了;如果无形的阳气越来越少,有形的肉体越来越重,那么人就会多病而命短,当完全纯阴无阳时,没有了无形神气的运转,人就去了阴曹地府,所以纯阴为鬼。我们不要纠结道家仙鬼之说,而要领会其深意,即我们养生最重要的是养护阳的这一部分,因为阳才是生命的主宰,无形的神气才是生命的核心。

在我们生活当中,真正影响大的,不是那种看得见的东西,而是有形背后承载的无形能量和信息。比如一段文字、一句话背后的能量信息场,这才是真正能够影响一个人思维和神的东西,我们要特别留心身边这些无形的部分。比如我在千里之外和你视频通话,在信号良好的前提下,你能马上看到我的样子,听到我的声音,我们能够很顺畅地交流,虽隔千里,但好像离得很近,这中间就有能量信息的传递,这种看不见的东西传递得非常快。中医的这根针扎进去,比如我们扎以中治中针法,即扎第二掌骨的中间点,贴骨进针后提插捻转几下,胃胀痛的患者马上就不痛了。它传递得很快,因为它是在无形能量信息层面做文章,不是在形的层面下手,所以针灸讲究调神、得气。真正影响大的、影响快的治疗方法都是在无形的这个层面起作用的,所以大家要多去关注身边无形的这个部分。

总结一句话:阳主阴从,这个理念很重要。生命的核心在于养护阳的这一部分,即看不见的这部分。就像我们用手机做直播,之所以能和大家及时互动,是因为有信号、有网络。如果没有信号,没有网络,那就什么都干不了。所以最核心的就是它的信号，里面有无形的能量和信息。人体也是，重要的不是有形的肉体，而是里面运转的神气。中医的藏象系统是指无形的层面，它是决定人生命状态的根本。中医讲藏象，不太注重解剖。但古人有没有对解剖的认识呢？是有的，大家可以去读一读《黄帝内经》，大概在一千八百年以前，当时的人对人体的部分解剖器官就有较清晰的认识，但古人没有沿着解剖这条路来走，为什么呢？因为古人在生命实证过程中，逐步意识到，在解剖之上还有更能影响生命体的部分，就是无形的藏象系统。所以人体有两套系统，一套是有形层面的解剖系统，另一套是活体中存在的无形藏象系统。《道德经》里有这么一句话："有之以为利，无之以为用。"大家可以去琢磨一下。

我们来具体学习藏象。藏者，藏（cáng）也；象者，外候也。藏象即藏在里面的精气反映于外的征象，里面有能量的一个载体藏在内，在外面会表现出一些象来。比如藏象之肝系统，中医不叫肝脏，而称为肝气，里面的这团肝气在外面会有一些象呈现，比如肝其华在爪，指甲可以反映肝气的状态，还有我们人体全身各处的筋，它和里面的肝气也是相通的，人体内的肝气和自然界的东方位、四季的春天这些都是相通相应的，它们构成了一个完整的内外相通的五行体系。中医说的藏象是五脏一体观，将形脏与神气脏合一。它有有形的解剖这个载体，比如解剖的肝脏在右胁肋的里面，但中医认为肝气升于左，这个气是从左路升起来的，这个怎么理解呢？大家看一下肝脏的形状，肝脏左叶的"尖尖"朝向哪？它是朝向左边的，"尖尖"的朝向就是气的走向，所以肝气是从左路升发起来的。我们去看自然界的那些植物，看它嫩尖的方向，尖尖的朝向就是能量走的方向，可以从这个角度去理解。这就是我们中医说的藏象，更注重看不见的气之聚散。当然看不见是相对的，我们现在可以借助一些仪器去看到。气这种能量，相对肉眼是不可见的，但通过仪器可以使其呈现出一种相对可见的状态。

现在西方前沿医学往能量医学、整合医学的方向发展，其实我们的古中医本身就是能量医学、整合医学。所以，我们要有充分的文化自信和中医自信，中医学是伟大的，它秉承着几千年的文化血脉，亟待我们去传承与弘扬。

三、藏象系统

对于藏象的认识，我们一定要知道，它是高于解剖的体系，只要是活体，它就有藏象系统。只要是活体，在体内就有大本营来产生这个气。藏气的大本营就是脏器，五脏是主藏精气的，而六腑是传导和转化精气的，这是五脏之气和六腑之气，而奇恒之腑的气增强了五脏和六腑之间的沟通。活着的人里面有这股气在转，在体内有生产的工厂，有负责管理及运输的部门，这就是藏象体系。人死了之后就不存在藏象体系了，因为死了之后就没有气了。中医的藏象和经络系统一定是建立在活体的基础之上的，中医研究的是鲜活的生命体，生命最重要的就是活着的状态。千万不要在尸体上去找藏象、找经络，这样是永远找不到的。中医的藏象包括了五脏、六腑和奇恒之腑这三部分，其中五脏是主体，以五脏为中心。那么五脏的特点是什么？五脏的"脏"，通"藏"，其有藏之意，它的核心是什么？化生和贮藏精气，产生精气和贮藏精气就是五脏干的事情。六腑负责什么？六腑是传化之官，我们喝的液体，从胃进入三焦，经过气化后，代谢的水液从膀胱排出去；我们吃的东西，从口腔到食道到胃到小肠，最后糟粕通过大肠末端肛门排出去，整个水谷的传导过程，都是靠六腑来完成的。六腑负责受盛和传导，就像环环相扣的通道，所以六腑一定要通畅，要能起到很好的传导作用，如果它不通畅，郁堵了，那就有问题了。比如临床有些人胃胀、反酸、烧心，患胆囊炎、胆结石或肠梗阻、便秘等，这些都是六腑不通畅的表现。

五脏者，肝、心、脾、肺、肾，主要负责化生和贮藏精气，所以五脏最常见的问题是精气不足，比如脾气虚、肾精亏、心气不足等，这都是常态；六腑者，胆、胃、大肠、小肠、三焦、膀胱，主要负责受盛和传化水谷，所以六腑最常见的问题是通道不畅，比如胃气郁滞、肠道有积，这也是常态。《黄帝内经》上讲五脏藏精气而不泻，六腑传化物而不藏，两者不能搞反了，五脏要保持精气充满，六腑应当以通降为顺。奇恒之腑者，夫脑、骨、髓、胆、脉、女子胞，它们就比较特殊了，其形似腑而中空，其功能似脏而藏精。比如脑，它是个腔体，里面是有相对空间的，但又储存着我们最重要的脑髓。胆既是六腑又是奇恒之腑，它是中空的，胆也储存能量，叫胆藏精汁，为中精之腑，主人之决断。

　　我们抛开五脏六腑和奇恒之腑的解剖实体，一定要记得在这些解剖实体之上有一团能量，是一团精气在升降开阖。为什么我们先讲精气、阴阳、五行，再讲藏象，因为它是这么一个体系过来的。藏象是在精气、阴阳、五行的基础上更具体的框架。不能说眼中只有具体的脏器而把最本原的东西给忘了。

　　解剖实体和中医的藏象不是截然分开的，它们是什么关系呢？比如说我们现在解剖的肝和脾，这个概念是怎么来的？这个概念源自中医。先有中医的肝和脾，西方医学在几百年前传入到国内的时候，最开始学习西医的那些人（在翻译著作的时候）在我们的古籍里面去找，看到一个单词叫 liver，在古籍里面找到这个肝，这么去对应。看到一个 spleen，在古籍里面找到一个脾，这么去对应出来的。所以我们现在说的肝心脾肺肾，这些概念其实是源自我们老祖宗取的名字。因为西方医学传进来的是英文，所以在翻译的时候应用了我们古人中医里面的这些概念，结果现代人只知道肝脏而不知道肝气郁，只知道脾脏而不知道什么叫脾气虚，这是数典忘祖的一个过程。

　　我们提到"阳主阴从"，中医说的这个"肝气"，它是一个体系，既包含了解剖的肝脏，又远远超出这个层面，与现代医学的神经系统、内分泌系统、消化系统等都有密切关系。中医的其他脏腑也是如此，解剖是基础，藏象是背后的主宰。所以学中医，一定要进入古人的思维模式，不能用现代人的物质思维去学习，只有先进入古人的那个思想世界，才能学得进去，学进去之后，才可以脱离现代人的思维局限，去认识古人的天地人体系。如果一开始就是用现代的这种有形思维去看待古人对无形的层面的认识，就会觉得怎么看怎么不科学，所以一定要有个切换的过程。现代人学中医一定要改变思维方式，注重"阳"的部分，注重看不见的层面。

五脏"藏精气而不泻"，五脏出问题，最常见的是虚证。如果五脏有郁堵，有实邪，我们通过相表里的六腑去调，比如肝气郁的时候去利胆，这叫脏病治腑；六腑"传化物而不藏"，如果六腑有虚损，我们补相表里的五脏，比如胃气虚的时候补脾，这叫腑病治脏。

四、脏腑之间的关系

脏腑的关系很重要，一种是表里关系，肝与胆互为表里，脾与胃互为表里，肺与大肠互为表里，心与小肠互为表里，肾与膀胱互为表里。这种表里的关系亲和度比较高，所以肝有问题我们要去调胆，一脏配一腑，一阴配一阳，是相互匹配的关系，就像夫妻之间合伙过日子一样，常常相互影响。

脏腑之间还有另外一种特殊的关系，称为脏腑别通，脏腑别通理论可以为一些疑难杂症的治疗提供思路。

比如心和胆相别通，医学上有个名词叫"心胆综合征"，俗语有云"胆战心惊"，这说明心胆相互影响，心胆一体。心虚胆怯易惊，胆郁痰热扰心，这在临床上都很常见。

心包和胃相别通，胃和心包出问题会影响到心脏，心包是代心受邪的，心胃是一体的，所以泻心汤就是治疗胃和心包这部分疾病的，心包起于膻中，胃在心下。临床上，进行胸腹部按诊时，若膻中区按上去刺痛明显，常提示心包郁滞，日久会出现心脏的闷痛。若心下胃脘处按之痞硬、有抵抗感甚至疼痛，说明胃气郁滞，也会影响到心脏。所以心病要治心包，心包有疾要调胃，心下区和膻中区是一体的。

肝和大肠相别通，则更有临床指导意义。有的人长期生闷气，导致肝郁严重，甚至肝血瘀滞，就会产生很多毒素，而这些毒素排出体内的一个重要通道就是肠道，而现代医学也有"肝肠循环"一说。所以当你站在一定高度时，就会惊奇地发现，中医的很多思想能够指导现代医学的前沿热点研究。对于长期肝郁的患者，要注意保持大便的通畅，要疏肝通肠。经方中有一个治肝病非常好的方子叫大柴胡汤，其中最核心的两味药就是柴胡和大黄。柴胡和大黄是《神农本草经》里调气机升降最关键的两味药，一个走少阳，一个走阳明，都有推陈出新的作用。柴胡以升散为主，大黄以降浊为主，一升一降。许多关脉郁大、中焦郁堵很厉害的患者，就用柴胡配大黄，可以很好地斡旋气机，大气一转，郁气乃散。

肺和膀胱相别通也是很有意义的，中医有一句话叫"提壶揭盖"，通过宣肃肺气来调节膀胱的开阖，治疗水肿、小便不利，这就是基于肺和膀胱相别通理论。肺开窍于鼻，膀胱的下口是尿道口，肺和膀胱相通，鼻孔和尿道口也是相通的。有些人小便不通畅，出现尿潴留，可以通过宣通鼻窍来治疗，比如取嚏法。三焦主水液代谢，其上游是肺，下端是膀胱，故水肿、小便不利、三焦不畅等诸多问题都需要调肺。

脾和小肠相别通则很值得思考。中医认为脾主运化，是气血生化之源。而从现代医学的角度来看，营养物质的吸收场所主要是在小肠。解剖系统中小肠的功能由中医的脾所主，故古人把脾和小肠这种非常直接的关系称为别通。小肠吸收的营养物质需要通过脾脏转输给肝，以补充肝之能量，这叫肝随脾升。很多人虚的不是解剖的脾，是小肠，中医则通过补脾健脾来调整。

此外，还有肾与三焦相别通。三焦是元气的通道，亦是水液的通道。所有生命活动都是气化的结果，下焦为气化之源，肾阴肾阳气化产生元气，通过三焦输布全身，促进全身水液的代谢和精气的运行。所以很多气液循环的问题，都要从源头肾入手。

总之，脏腑别通理论值得我们在临床上去深入探讨及思考。脏腑的表里关系是一般的近亲关系，而别通关系则是更深层次的特别关系。

中医的一些基本理论，如左手寸口脉对应心、肝、肾，右手寸口脉对应肺、脾、命门，几千年以来都是这么流传下来的，能很好地指导临床，我们不用去质疑，只要虔诚地接纳吸收即可。当我们哪一天能证明到那个层面，我们可以再去探究这源头。中医藏象内容中很多基本的认识，如脾开窍于口，肾其华在发等，就像数学公理、定理一样，古人已经验证了上千年，我们直接拿来用就可以了。当然，在学习的过程中，随着中医思维慢慢打开，我们可以再重新思考，为什么肝开窍于目，而不是开窍于唇？为什么心其华在面，而不是在其他地方？诸如此类的问题，知其然并探究其所以然，这才应是我们学习中医的态度。

从古中医的精气世界观，到阴阳思维、五行思维、象思维，再到藏象论，这是一条整体的主线，这个整体叫精气阴阳四时五行藏象时空体系，古人把这一切都完美地串起来了。人体内周流不息、维持内外沟通的本质都是精气，精气运转有阴阳两种态势，再进一步充实又可分为五行之状态，而人体主管气的五种状态的大本营就是藏象。藏象藏神，维持着内外精气的感应和沟通。我们的肝、心、脾、肺、肾，不是孤立的，更不是封闭的，而是时刻受外在时空的影响并与其交流互动的。比如肝郁的人到了春天就会舒服一些，住在东方位也能够起到一定的疏肝作用。春日时节也好，东方之位也罢，其本质都有一股升发的能量，它可以调整人体内气机停滞的肝郁状态。只要我们以虚静之态，全身心链接当下时空，感而遂通，无药而愈不是梦想。

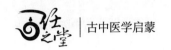

五、藏象观的深度理解

我们去理解藏象的时候，一定要把前面所学的内容串起来，从精气到阴阳，到五行，到象思维，然后再到人体气的载体，即脏腑这个大本营。这就好比一条串珠，阴阳是珠子，五行是珠子，藏象也是珠子，将它们串起来的这根绳子就是精气。精气为本，阴阳、五行、藏象为用，如果抛开诸象，人体本质就是一团相对稳定的能量在开阖。具体落实到每一个脏腑，它们都有其特定的生理功能，如肝主疏泄、主藏血，脾主运化、主升清，肺主气、司呼吸，心主血、藏神，肾主水、藏精等，这些内容在大学的中医基础教材里讲得很清楚，此处不再赘述。教材里没有讲清楚的，是怎么把它们串起来以及怎么去理解它们的本质，怎么去理解藏象和解剖之间的关系。在此补充分享的这些内容，能够在一定程度上弥补现代中医学院教育中的不足。五脏的核心是主管人体的气机，其中，心主气的开，肾主气的阖，肝主气的升，肺主气的降，脾主气的化，这几句话非常重要。比如说，如果是气的升发出了问题，那要重点去调肝；如果是气开不出去，那要重点去调心；如果气机升降出入完全紊乱了，那要重点去调脾土。

在五脏当中，脾土居中，灌溉四旁，与木、火、金、水不在同一个层面，它在更高的一个维度，这一点值得注意。中气为本，土枢四象，一气周流，《黄帝内经》里就提到脾主四时。气机的基本运动方式是升降开阖，其分别对应肝肺心肾，那么脾在哪里呢？脾负责调节气的升降开阖，从气的升到开，需要脾气的调和；气开到一定程度转为肃降，需要脾气的调和；从气的降到阖，需要脾气的调和；气封藏到一定程度转为再次升发，也需要脾气来调和。所以土为中枢，木、火、金、水为四象之变，执中守中很重要。中医临床特别重视顾护胃气，提出"有胃则生，少胃则病，无胃则死"的观点，这里的胃气就是中土之气。

　　此外，五脏当中，心为君主之官，神明出焉，它其实是在最高的一个维度。中国文化的核心之一就是对心的深度认识。比如儒家讲正心诚意，道家讲清静无为，佛家讲心生万法，中医讲志闲少欲、精神内守、恬淡虚无。所以心跟其他四脏又不在一个维度，虽然同样叫五脏，但脾不一样，心更不一样，这是值得我们要深入思考的地方。如果我们能真正意识到心是君主之官，懂得调神之道，懂得向内求的话，很多疑难杂症都能迎刃而解。传统文化的核心就是心学，心如工画师，能画诸世间，一切福田，不离方寸，从心而觅，感无不通。人生是一场修行，修行最重要的是修其心，心最难把握，却最是关键。如何更深入地认识心呢？我们可以借助中华民族优秀的传统文化去学习，儒释道三家对心的认识都值得我们中医人学习。

　　上工调神，中工调气，下工调形。

　　立志当远，我们要努力做一个中上工，先学会调气，做得不错了，再往更高的层次追求，努力对心神有更深入的把握。不管是个人修行还是临床治病，要达到更高的层次，一定要从心来下功夫！

第六讲

古中医的气化观

一、气化观，破译古中医的密码

这一讲的主题是古中医的气化观，非常有意思的话题，为什么呢？因为如果你把这个原理弄明白了，你再去看很多书籍就更容易懂。如果不明白这个原理，那我们治很多病就是稀里糊涂的，有时候药吃下去有效，也不知道为什么有效，疾病治好了也不知道是因为什么治好的。古中医是以精气为基础的，大家有没有思考过一个问题：如何把无形的精气转变为有形的象？

假设我想变个瓶子出来，就必须非常清晰地了解瓶子的形状、尺寸，包括它里面的成分等，这样才有可能把它变出来。如果连想变化的东西都不够了解的话，那怎么可能把它变出来呢？就像我们去教一个学生一样，我们必须反复地、非常清晰地告诉他应该怎么做，达到什么效果，一步一步帮助他，这样他才能掌握知识，教学才有意义。

那么在生活中，我们有没有见到无形能量向有形转化的呢，比方说你在家里的阳台上，撒了大白菜籽，给它洒点水，大白菜籽就开始发芽了，也逐渐长高了，最后长了一棵三五斤的大白菜。可能有人觉得，这不就一棵大白菜吗？不就是颗种子长成一棵大白菜吗？其实这就是无形的能量转化出的一个有形产物。如果没有这颗菜籽，能不能从虚空中，借用空气、阳光、土壤等变一棵大白菜出来？这是很难的。我们对这些植物生长、发芽、长叶子、长果实的现象都已经司空见惯了，但是我们没有想到，空空的树枝上长了个叶子出来，这个叶子其实也是个精气的汇聚，是能量汇集的聚合体。当我们站这个角度看的时候，所有具备生命意识的生物都是非常神奇的，它们能够把无形转化成有形，它们都是高手，都具有神通。

假如有个魔术师，他的手在空中一挥，变出来一张人民币，大家是不是觉得很神奇，觉得他具有神通？其实我们身边任何一棵植物，它都是在虚空中慢慢长叶子出来的，这些叶子都是精气转化的，所以所谓的很多神通，都抵不过一个非常弱小的有生命意识的东西，这就是神。这个生命意识、生命之气非常珍贵，因为有这生命的意识体，它才能使虚空的无形能量转向有形物质。

二、阴阳相互转化、推动，形成冲气

活着的生命体，其内在的气机运行模式是怎样的呢？核心是"气化"二字。什么意思呢？就是说我们有形的肉体，它会向无形的气转化，这叫气化。气在转化的过程中，在体内运行的时候，也在向有形的物质转化，就是阴阳之间相互转化、互换，互根互用。如果没有转化，阴阳就会离决，生命也就结束了。因为有阴阳的相互转化，所以生命才会生生不息，才会充满活力。

这个气的升降开阖，它是有动力、有活力的，阴阳二气之间相互转化的时候，会形成扭和力，阴阳相互吸引、相互转化，就会形成一个冲气。

大自然中，热空气和冷空气相遇，它们相对流的时候，中间会旋转，旋转产生龙卷风，阴阳之间相互转化才会产生这种力量，这种力量很强大。

落实到人体而言，下焦有肾阴和肾阳，它们相互作用，在正中间这一块就会形成一个旋转力量；中焦有脾和胃，脾以升为主，胃以降为主，脾胃一降一升的时候，也会形成一个旋转力；肝和胆也是一阴一阳，肝升胆降，它们之间也有一个旋转力。阴阳能量相遇之后都会形成一个旋转力，这个旋转力在正中扭和成一股能量，旋出去了，所以我们看百会穴附近，就是个漩涡。

那些弥散在外面的精气，不仅仅是靠渗透作用进来的。除了渗透这个原理，还有旋转的力量。能量可以通过旋转的方式进入体内，这种模式方便、迅速而强大，只靠渗透进入生命体内，生命早就死亡了。

我们再看大自然。春天花为什么会开？花从一个小花骨朵变成花苞再开放，这是为什么呢？如果留心一点就会发现，很多花它不是直着开，花瓣是旋转着开出去的。花能开出去，是因为植物里面有能量。植物从地下吸取能量，吸收养分，通过旋转，把能量推出去了。我们再说个好理解的例子，冬天的时候，气温偏低，大地土壤是冰冻的，植物想发芽也发不了。当气温升高的时候，植物头顶的能量往上推，植物才能发芽。植物头顶的养分、水分都是精气。水蒸气是精气，钾肥、磷肥、氮肥等，它们也都是精气构成的，当你破了外在的象之后，再看那个植物，你就发现它是很虚幻的，是一个能量的聚合体。这时候能量从下面升上去，精气汇聚，就长出了叶子，所以我们看到的表象背后其实就是一股气。

三、破象以观其气

无欲以观其妙，当我们没有杂念、心非常静的时候，看到花开之时，就会觉得非常奇妙。因为精气和能量向上输送，花向上、向外撑开，整个过程是非常玄妙的。有欲以观其徼，当我们去探索背后这个原理的时候，就会发现：哦，原来是这样的！你看这个房子放这儿，它10年还是这个样子，它不会生长。但是花有生命意识，在生命能量的作用下，在精气汇聚的作用下，可以逐渐绽放。

那么，树叶为什么落呢？当气没办法滋养树叶、往下收的时候，气就散了，树叶得不到精气的濡养，阴阳离决，叶子就落下去了。所以开花也好落叶也罢，都跟植物下面的气有关系。每年"五一"的时候我跟学生都会上山采竹笋，这个时候天气暖和了，下雨后，春笋一夜就都长出来了，两天就能长一尺多长。春笋下面有能量储备，在生命意识的参与下，下面的能量顶出去了。所以，我们一定要懂得破象。否则就会觉得没什么大不了，竹笋它不就是自己长出来的吗？这样想，

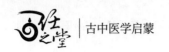
关注点就永远停留在竹子上，看不到背后的那团能量。

破象需经历三个阶段，看山是山、看山不是山、看山还是山。刚开始的时候看竹笋是竹笋，从精气聚散的角度去看的时候，你就会发现，不一样了，看竹笋不是竹笋，是精气，到最后看竹笋还是竹笋，为什么呢？因为精气以竹笋的象呈现在我们面前，竹笋背后也是精气。精气在长，精气在收，在聚在散，通过感受竹笋的长，我们发现其实是精气在汇聚，在往上升。当我们这样看的时候，就发现这个世界，春生、夏长、秋收、冬藏四季的变化，其实也就是精气的聚散离合，一句话："升降出入，无器不有。"

我们小时候都见过气球，吹气球的时候，如果不用气吹，气球能大吗？大不了，所以呢，我们看到很多植物在生长，在发芽，在开花，其实这后面都有个力量，是精气在推动，气球是吹大的，这些植物的生长都是有气在推动的。叶子能够长大，是因为有生命之气在，精气才会聚集，叶子才会变大，没有生命之气，叶子自然就凋谢，所以它是有生命意识存在的。

月亮也会变大吗？这么多年，成千上万亿年，月亮变大没有？没有变大。现在的月亮还是几亿年前的月亮，它不会变大。那身上的肿瘤为什么会变大呢？因为有意识参与，是我们的思想"精心呵护""培育"了一个肿瘤。你可能会问，肿瘤真是我自己把它"培育"出来的？实际上我们身上每一个包块、每一个肿瘤，都是我们自己生出来的。你可能不会相信，觉得不是这回事儿。但好好想一想，当一个人反复生气、反复纠结、放不下的时候，这种情绪是不是在滋养肿瘤。这就是意识，就是这种意识帮助肿瘤长大的。思则气结，长期抑郁、思虑，气就郁结起来，慢慢精气就开始汇聚，最后变成有形的东西，虽然看起来有形，但它本质还是一团聚合的精气。人身上的肿块，如果没有神、没有意识的参与，它不可能长大。所有精气的调配，都与神有关系，所以，上工调神！

　　我们现在先把神收回来，如果一个人的神很清静，心也很宁静，那么这时候，在没有干扰的情况下，他的气血是怎么运行起来的呢？正常人体系统怎么运行的呢？这是我们需要探索的问题，叫"知常"，知常曰明，也可以说是古中医的人体生理学。就是探索生命是怎么运行的、怎么有序运动的，这个很重要。

　　下焦的肾包含一对阴阳，肾阴和肾阳。肾主先天，我们能够成人形，首先与肾有关系，肾是属阴的，蕴藏着先天的、原始的能量。气化学说就是古中医的人体生理学。在肾阴肾阳共同的作用下，这个原始的能量就气化、推动产生一股蒸气，就像植物的种子那样，看它好像不是很强大，但种子能不能破皮，能不能发芽，都与这个种子的能量有关系。种子就是肾，肾就是种子，是培育下一代的，所以这股能量是一股新的能量，虽然很弱，但它是起点。就像宇宙大爆炸的那个起点一样，这股能量很薄弱，但气化之后能产生一股旋转的力量，往上升，就像这个种子发芽那样向上推、向上生长。但是这颗种子要长成参天大树，还需要肥沃的土壤，也就是后天，没有这颗种子，芽都没有，即便土地再肥沃，也没有用，所以优良的种子它会发出很强壮的小芽，这个很强壮的小芽再遇到肥沃的土壤，才会长成参天大树，种子的能量就像肾的能量一样的。所以很多人肾精不足肾虚的时候，就可以吃种子，比如菟丝子、枸杞子、覆盆子、女贞子、桑椹子、韭菜籽、核桃等，这些都很好，都是补肾的。大米、小麦，这些都是植物的种子，也都有补肾的作用，所以我们补肾精的话，就吃种子，吃主食，吃五谷。

　　那么这些种子发芽之后呢，比如豆子一分两半，就如两个"肾"了；两瓣中间有个嫩芽，这个就是冲气，是向上冲向上生长的，所以《道德经》说得很有意思："万物负阴而抱阳，冲气以为和。"豆子发芽时分两半，两半就是"左肾"和"右肾"，中间那个嫩芽长出来就是生命之气。如果把中间这个嫩芽掐掉了，豆芽就不能生长了，就没有了向上生长的冲气，这个种子就没用了，也长不成豆苗了，没有下文了。所以如果想深入了解肾脏气化的原理，就可以去看刚发芽的黄豆芽长出来的两个豆瓣，这两个豆瓣就是两个"肾"，中间的那个嫩芽，就是生命之气。当人的两个肾脏产生能量，那个"嫩芽"往上输送能量，这股生命之气往上走的时候，如果肾阳虚或者肾阴虚，下面气化不了的时候，那么这个"嫩芽"就没有生机，没有生机的时候，上面的气到了肝脏，也缺乏能量。

肝主疏泄，肝属木，生命的生发之气，往上走就是木气，木气往上，需要什么？需要脾土来培育。就像一根黄豆芽需要土壤来培育它的生发之气才能长高一样。所以如果没有土壤，或土壤很贫瘠，这个黄豆芽就很弱。豆子的两半，一阳一阴，它们不是很平衡，嫩芽很弱，长势就不好，木气的生发之气就不足，所以就会郁结。现在很多人患抑郁症，抑郁症的根在哪里？根在脾肾上。现在治疗抑郁症总是调肝，其实抑郁症根在脾肾上，把肾精搞好，这样就有了好的"种子"，再把脾土补好，那中间的"嫩芽"往上长的力量就很强大，这时候人的身体就很舒服。肝的阳气来源于肾阳，肝的阴液来源于肾阴，肝的木气是否旺盛重点在于脾土，所以调肝就要调肾、调脾。

如果一个人肾阳虚，那他一定胆子小，容易肝郁；如果一个人肾阴虚，木之体阴不足，也容易肝气郁滞；如果一个人脾土虚，它的木气也旺盛不起来。所以肝阳的升发与肾阴、肾阳及脾土都有密切关系。肝随脾升，脾气往上转的时候，肝气也往上升。我们吃的食物中的水谷精微，在小肠吸收，通过脾脏运化，向肝脏输送。我们吃食物属于后天，就如同在地里加肥，"肥"通过脾土向肝气输送，向植物的嫩芽输送。脾土在我们的腹部，网膜、三焦的运输靠脾土来推动，脾气健运就能推动、促进网膜吸收营养物质向肝脏转移。

从西医角度来认识，肝脏的静脉回流，将富有营养的血液送到心脏，这是走的有形之路，这是可以看得见的能量转换。总结一下，我们吃的食物在胃里初步消化，在小肠充分吸收之后，到达肠外三焦网膜，再通过门静脉到肝脏，再通过下腔静脉到心脏，到心脏之后，心脏把它化为血，这从解剖的角度看得清清楚楚的，这是有形的通道、精气转移的通道。那么无形的呢？心获得肝所传输的能量，再加上肺所吸收的清气，两者在胸中相合，形成宗气，通过心脏将气推出去，慓悍之气（卫气）行于脉外，营养之气（营气）行于脉中，这些都是精气。

肾阴肾阳为气化之源，提供气化的原始动力。我们讲阴阳有旋转运动，在脾土的作用下，在生命意识的作用下，阴阳之气往上旋转、往上升，往上升的时候，肝和胆的能量才能参与进去，继续往上推，通过心脏进一步把它推到体表去，心脏推动的精气布入体表的过程还有肺的参与。肺的功能分为两块，宣发与肃降，肺往外开的时候为宣发，肺往内阖的时候为肃降。在肺和心的共同作用下，阳气布入体表。肝的能量靠脾和肾提供，脾肾能量不足，肝气就会郁滞，肝郁的时候，肝脏的能量升不上去，心脏也一定不好，皮肤也不好，因为皮肤好不好，与心肺是否把阳气布入体表有关。所以说这是一个整体能量传递出去的过程。

结合前面的藏象学，我们要弄清楚，气在体内的分配状况，在每一个环节都有哪些脏腑参与进去。如果阳气不能布达体表，体表不能形成雾露之溉，我们的表皮就很粗糙。

老年人心脏弱了，会有老年斑，皮肤会有很多褶子，没有弹性；小孩子心肝常有余，肝气往外输送通畅，所以小孩子皮肤都很好，吹弹可破。只要一个人开始长老年斑，就说明心脏、肝脏功能都开始变弱了，那么老年斑能治吗？能治，通过强心和活血就可以治疗，比如用红参，配上三七花，用红参大补元气，把心气补起来，给心鼓鼓劲儿，用三七花活血，把体表的微循环打开，通道打开，老年斑自然就下去了。如果在治病求本的前提下，把肾精补一补，再补补脾，疏疏肝，配上三七花和红参，效果就更好。

气机开出去之后，开到一定程度就需要收回来。道家说：督脉升，任脉降。阳气上去之后，又从阳向阴转化。如果阳不能向阴转化，这个气升上去不到 10 分钟，这个人脑袋就会发胀，就憋坏了，所以阳气上去之后，必须收回来，如果不收回来，不能够形成循环，人的脑袋就会发胀，脑部就容易出现意外。所以人体内还同步存在一个收的机制。如果气升上去收不回来，或收的力量不够，这时候人就容易亢奋，脾气很急躁，因为心藏的是识神，脑藏的是元神。夫人神好清，这个神是好清静的，当热气往上涌的时候，神被热气所扰，不清静，脑袋里面就会有很多妄念。现在有一些修行人，修行过程中妄念越多，就越修越差。如果想让神静下来，就需要把气降下来，降到下面小腹部去。小腹部叫下丹田，女性的下丹田是子宫，男性的下丹田是精囊。气往下收一收，降到那里去，女子子宫才有血液循环供养，男的精囊之内精子质量才能好，子宫好，精子好，这样才能够孕育好下一代。就像植物一样，植物开花的目的是结果，结果的目的是繁衍后代。这既是血脉的传承，也是生命意识的传承。

当我们杂念太多，上部之气降不下去，都浮在上面，女性的子宫就缺气血，生育能力就差。如果气能输送到下面去，那男性的性功能就好，如果脑袋很亢奋静不下来，这个人的性功能就弱，要么早泄，要么阳痿，精子数量不足、活力不够，生育能力就差一些。常规治疗这种情况就是补肾，其实让神输送到下面最重要，神到哪儿，精气就到哪儿。现在这个社会，男的阳痿早泄多，女的不孕也多，大多是因为神太亢，收不下来的原因。

总之，心气输布体表之后，还要收回来，如果收不回来，皮肤下面会有阴性物质囤积。《素问·阴阳应象大论》云："清阳发腠理，浊阴走五脏；清阳实四肢，浊阴归六腑。"阳最后会向阴转化，白天的时候阳气在体表，晚上的时候，阳气会往回收，这时候阳会向阴转化，会往下收到下焦，如果收不回去，浊阴就会停滞在皮肤下面，从而得各种病。比如很多患者的湿疹就和皮肤下面的湿浊之气郁滞有关，这些浊阴需要收回去，这和肺的敛阖有关系，肺主皮毛，肺气一敛，气就从阳向阴转化，开始往里收，所以肺又称作华盖。

我们小时候在农村看大人蒸饭，锅上面有一个木盖子，水蒸气往上蒸，会在盖子上凝结成水珠往下滴，这就是气掉头的过程，在人体上，肺就是起了个让气掉头的作用。如果肺不好，肺气不敛，气就都浮在外面。大家不妨摸摸自己的脉，看右手的脉亢不亢，现在很多人右寸关脉很亢，就是这个气敛降不回去。肺往回敛的时候，气就能由阳向阴转化，就能往下走。清阳发腠理，浊阴走五脏，所以气往回敛的时候，就能补五脏，最终回归于肾，叫金生水。凡是肺气不敛的，日久都会出现肾虚。当然肺气不敛，在不同的年龄段所表现的结果也不一样。小孩子肺气不敛，脾虚导致肺气不敛，会容易咳嗽；中年人肺气不敛，会出现肾功能减退；老年人肺气不敛，金不生水，人会出现严重的骨质疏松，骨头里骨髓都是空的。

精气从下到上，再布入体表，这叫开，再往下，通过肺阖回来。肺通三焦，三焦的根在下丹田这个地方，就是我们说的肾阴肾阳。气往上升的时候，要借助三焦，借助这个网膜三焦；脾土把精气转运过来也需要通过三焦，所以三焦是气的通道。三焦主水液代谢，所以也是水的通道。心火往下走的时候，也要通过三焦以热的形式往下走。所以，三焦是气的通道、水的通道、火的通道，三焦通达则百病不生。

如何保养三焦？三焦是网膜，它里头走的是水，也是气，看看大自然这些水中长的植物，对我们也有启示。中医村的泽兰长在水池里，长得很茂盛。泽兰的杆是四方的，它有破的力量，益母草也有破的力量，益母草和泽兰消水肿的作用都很好。《神农本草经》上这样记载泽兰："治大腹水肿。"所以这个腹水浮肿，很多时候都要用泽兰。长在潮湿地方的植物，一般都能通三焦。我们吃的大米，也就是水稻，也通三焦；海里面长的海带、海藻、昆布等，通三焦功能非常好。有一个食疗方叫黄芪海带汤，通治所有肿瘤，其中黄芪补三焦，海带通三焦，对所有的肿瘤治疗都有一定帮助。

气往回收除了与三焦有关之外，还与我们的饮食消化道有关。所以胃气一降，十二经脉皆降。肺气往下敛，肺敛的是三焦通道；胃气往下降，带领的是谷道的通降。这两个通道都会统领气往下走。如果三焦不通，气就收不回去；如果胃气不降，这气也收不回去，所以说一个谷道，一个三焦水道，两个通道都非常重要。

那么气下来之后，到达下面怎么办？"清阳发腠理，浊阴走五脏"，浊阴通过三焦往下走五脏，其营养、精华部分分布到五脏；浊阴中的水在下面会再次被气化，参与循环，最后，代谢的废水通过州都之官膀胱的气化排出去。胃气往下降的时候，通过谷道，食物营养成分在小肠被充分吸收后，通过脾脏运化输布出去，食物残渣则通过大肠以大便形式排出去，这是整个循环。

刚才讲过，益母草、泽兰都能够通三焦。当有湿疹的时候，阳气收不回来，肺往下收，但是肺下面三焦脂肪不通畅，湿邪就会停留在皮下，所以我们用什么？就选马齿苋。马齿苋是酸的，长在潮湿的地方，通三焦功能非常好，有些人吃不惯海带的腥味，可以试试马齿苋。皮肤病湿疹吃马齿苋好得快。

手足口病发病的时候，手心脚心起很多水疱，嘴巴很多溃疡疼得吃不下饭，其实这就是浊阴收不回去的问题，用马齿苋加上薏苡仁熬水喝，通三焦水道，浊阴收下去，小便一排就好了。那用泽兰行不行？也可以。薏苡仁也长在潮湿的水中。还有丝瓜络，丝瓜也是利水的，丝瓜络也能治很多三焦不通的病，秋天的时候把丝瓜藤砍了，用丝瓜藤煮水，就能通三焦，经常喝通三焦效果很好。

这个气到下焦怎么收呢？下焦就像锅炉一样，是个炉子，炉子里的火，叫命门火，这个火与命门有关系。烧火需要有空气，需要有风。下面的火要旺盛，需要靠体内的真气，就是我们肾藏的先天之气。很多时候我们的真气都弥散在周身，我们需要通过呼吸把先天真气收回来，使丹田的真气往下行。肺气阖的时候，口中是吐气的。当肺气阖的时候，我们可以把弥散在周身的先天真气收回来，口中吐气，先天真气往下降，降到下丹田。肾藏先天真气，当真气往下走的时候，无形中就补肾，真气下行，真气往下压的时候，就相当于气化加强，就跟烧锅炉一样，炉子的火一旺，整个气化就开始加强。豆芽也是一样的，把豆芽放在温暖的环境下或大棚里面，它发芽就快一点，芽长得壮一些，一样的道理。

白天我们的脑要应对外面所有的事情，需要阳气，所以下面的肾气就开始工作，西医说是肾上腺素等激素在调动，我们中医讲的就是整个气化加强。五脏六腑之精气皆上注于目而为之精，肝气是往上升的，眼皮属于脾胃，眼白属肺，中间黑睛属肝，瞳仁属肾，所以五脏六腑的精气都上注于眼睛。到晚上我们闭眼睡觉的时候，真气就开始往回收。为什么呢？肾主水，受五脏六腑之精气而藏之，眼睛在上面，肾在下面，眼睛就像锅炉阀门一样，一睁开，气就往外泄，五脏六腑的精气就往上走，下面肾脏的气化开始加强，使精气往上升；眼睛一闭，气不往外泄了，下面肾气化减弱，气就往下收回去了。眼睛会调节我们下面肾脏气化的强弱，所以眼睛又称外命门。我们打坐的时候，如果眼睛睁得太开，我们脑袋会很清醒，容易产生妄念；如果眼睛闭上，气会往回收，头脑就昏沉，就想睡觉。所以静坐时候眼睛要半睁半闭，因为半睁半闭的时候，不会让气泄得太多，也不会让下面肾脏不气化。就像老太太怀里抱着一窝鸡蛋一样，要兜住不能太散，但也不能太紧；就像骑自行车、溜旱冰一样，不能太紧张，也不能太放松。这叫中道，无处不是中道。

所以眼睛这个阀门，需要半睁半闭。当你想凝神的时候，就半睁半闭，这样这个气就兜住了，五脏六腑的气会有一个张力，这时候气才温养我们的五脏六腑，神就很清静，开始温养我们的下丹田。

你看大部分眼睛大的、双眼皮的人，个性往往都很强，因为火烧得旺，容易肾虚；反而眼睛小的，经常半睁半闭的，他脾气就会柔和一些，能量开散少一些，肾气足一些。我们这个身体，肉体是有形的，是由精气构成的，它可以气化、转化成密度更低的一些无形的气，无形也可以向有形转化。

四、察象辨气，得一而万事毕

当我们站在气的角度看问题的时候，发现其实有很多病都只是气分布异常造成的。除非你把豆芽菜的豆芽心给掐掉，就什么都没有了，没根了，没芽了，但只要心还在，整个生命的神气就还在。所以疾病本质只是气在升降开阖的过程中有些不通畅而出现的一些症状而已，我们把这些症状称之为象。

远离一切象，就是我们不要被头痛、眼睛胀、耳鸣等表象迷惑，最终归于守一，守什么呢？守到气这个层面上去，守一就是守神，因为神在左右干扰这股气。守一，把气调好之后，这时候你生命才能够越来越好。时刻以这种思维模式来看待疾病，我们就会慢慢进入古中医状态。这样看病开方的时候就会很简单，思维就更清晰一些。

比如过敏性鼻炎，脑袋经常怕凉，畏风，冷风一吹，鼻子就不通畅，这是典型的头脑阳气不够。很多人喜欢用喷鼻剂或者抗过敏药治疗，治疗后鼻子在短时间内就会通畅一会，但很容易反复，因为治标不治本，没有解决阳气不够的问题。我们古中医治疗疾病是站在整体的高度，从调气机升降入手，紧扣能量、通道、目标三个环节。鼻子的阳气根于肾，一方面补肾，从源头处把能量提起来；阳气往上升的通道主要与督脉有关，接力的脏腑主要与肝脾有关，所以要配合疏肝健脾、通督脉，解决通道问题；最后再加点强心通鼻窍的药，直达目标。这样，带着粮草直达头部，整个头面五官功能下降的问题就可得到不同程度的改善，从而治愈疾病。

后背的督脉，是一身阳气之总督。阳气与督脉有很大的关系，如果督脉不好，怎么治？督脉的阳气往上升其实跟肾、肝、脾都有关系。强直性脊柱炎的治疗就需要调肾、健脾、疏肝。如果脾不好，督脉就有痰湿；如果肝不好，就会气滞，经脉、筋膜就不通畅；如果肾虚，督脉之气上升就没有力量，所以调督脉落实到脏腑就是调肝、脾、肾。我以前颈椎不好，督脉不通，我就用乌梢蛇来调督脉补督脉，但是乌梢蛇太贵了，一公斤千把块钱，我就不用了，后来发现逍遥丸也可以调督脉，我就用逍遥丸，因为调肝脾就可以调督脉。

任脉主降，我们调任脉的药有哪些？其实只要往下降的药都可以调任脉。看问题的层面不一样，解决方案就不一样。五脏对气的影响是什么？气在升、开、阖、降的时候，五脏参与进去，在每一个环节都有不同脏腑参与。

脾在中央，灌溉四旁，土枢四象。为什么脾很重要呢？再以豆芽菜来举例，如果没有土，豆芽就长不起来，这个种子就算发芽，也不能长成豆苗，也长不成参天大树。所以脾胃为后天之本，能够把气壮大起来，使豆苗壮大，只有脾胃给它一股能量，把精气汇聚过来，这时候才能壮大，所以这个精气的汇聚壮大与脾胃有关系。

下面的肾只是一个起点，提供原始动力，脾胃在中间起着壮大作用。壮大之后，脾胃再协调心肝肺肾，完成开阖的工作。

大家如果想要把藏象和气化学好，可以看看《易经》，了解从无到有，到一，一生二，分阴阳，二生四象，四象生八卦，八八六十四卦。从一到二，即分阴阳，那么阴阳分为四的时候，开始发生转化：阳多一点，全部是阳或全部是阴，或一半阳、一半阴。整个世界上的一切，都是这种阴阳的比例问题，阴阳的位置问题。所以，我们脏腑的问题，其实就是一个能量、阴阳的转化比例问题。因为阴阳二气的存在，它才产生一个旋转的力量，产生一股冲气。冲者，万物负阴而抱阳，冲

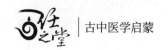

气以为和。生命意识，也就是神，要实行对精气的操控，还是需要依赖冲脉。所以我们看到所有植物的发芽，都从正中间发出去的。

从西医角度来看，疾病有成千上万种，从现代中医角度来看，疾病也分好多种，但是我们从古中医角度来看，疾病就一种，即精气的分布异常。天得一以清，地得一以宁，神得一以灵，谷得一以盈，万物得一以生，侯王得一以天下正。得一，守神，万事毕！

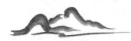

? 学生问：冲气是阴阳互动产生的吗？

老师答：对，可以这么理解。如果没有阴阳的话，就没有冲气。阴阳推动，形成冲气，冲气又可以促进阴阳相互转换，阴阳相互转换之后，它又推动冲气的产生。

? 学生问：如何理解三焦是气、水、火的通道？

老师答：我们取个象来理解，比方说，地上的水，被太阳一晒，变成水蒸气，升到天上去。从云层到地表，中间这个空间就是三焦。这时候，水汽往上升，是气的通道；云层与冷空气相遇变成雨水，通过雨水降下来，这时候，这空间就是水的通道；太阳光照下来，传递热力，它也是火的通道。

? 学生问：小孩玩的时候为什么老是尿裤子或拉裤子？

老师答：肾司二便，大便或小便都靠肾管。小孩子老尿裤子的话，就是肾气不足。肾气不足就叫先天不足，怀孕的时候，母亲心静不下来，没有把生命之气往肾上收，小孩子就会肾亏，生下就肾亏，先天不足。所以为什么怀孕的时候一定要心静下来，找一个清净的地方？因为这样生下来的孩子才虎头虎脑，才敦实。

❓ 学生问：12岁男孩，到秋天会犯鼻炎，是不是也是督脉不足？

老师答：秋天是大自然之气往下降的时候，为什么秋风秋雨愁煞人呢，秋天为什么容易患抑郁症呢？因为本身阳气升力不足，脑袋的阳气不够，这时候秋风再一吹，冷空气往下降，整个人的气往内一缩，这头部的阳气就更加不够了。所以秋天犯鼻炎，喝点猪骨头汤补补肾精，吃点逍遥丸调下肝脾，把阳气往上升一升，提一提。再跑跑步，撞撞后背，持之以恒锻炼，这样就会好些。

还有，秋天可以借助紫苏来调整，紫苏是秋天开花的。当所有植物在秋天落叶的时候，这时候紫苏反而秋天开花，升发之气很旺盛，拓展思维，紫苏也能治抑郁症，可以治很多秋天这种阳气升不上去的情况。

洋姜也是秋天开花，开得很漂亮。菊花也是，淡淡的菊花茶也能够升阳，清上焦热，把阳带上去。大家一定要去琢磨，格物。我们可以在家里种上一些蔬菜种子，然后看蔬菜从无变有这个过程，然后去感受。道的运行模式，无中生有是很难的。你看看植物是怎么从无变有的？植物从无变有，首先需要种子，需要一个生命之气。此外还需要地气，需要吸收营养，这就是一个从无变有的过程，这就是精气汇聚的过程。所以，我经常建议患者种地。当你做生意亏了，感觉人生无望的时候，你就去种种庄稼，看看植物是怎么从无变有的，慢慢就能体会到那种成就感。

第七讲

———

古中医的疾病观

一、古中医如何看待疾病

这一讲的主题是古中医的疾病观，就是古中医是怎样认识疾病的。在临床和生活当中，我们经常跟疾病打交道，但是对于疾病，我们缺乏深度的认识，很多只是停留在表面上的定义。从中医的角度来说，甲状腺结节、乳腺结节、胆囊炎等疾病，这些都算不上疾病的本质，只能算疾病的表象。那么到底什么叫疾病呢？

医学的生命力在于临床，临床的核心就在于解决人的身心痛苦。对于人的身心痛苦，中医和西医有着不同的认识。西医关注的重点是病，是局部的病变反应。而我们中医关注的重点是什么呢？是一个人当下失调的整体状态，这个整体状态我们用中医的语言来描述就叫做"证"，所以中医诊断叫做辨证。

那如何去认识病和证的关系呢？首先跟大家分享一个非常有意思的案例，这个案例是我曾经接诊过的一个中年女性患者，主诉浑身不舒服，哪里都难受，曾做过全面的检查，有很多现代医学所定义的疾病，检查单就有好几页，我帮她整理了一下。

第一，患者觉得颈腰背不适，经常酸累，腰部胀痛，曾去骨科检查，发现腰3至腰5椎间盘明显突出，颈5至颈7椎间孔狭窄，明确诊断为颈椎病和腰椎病。

第二，患者经常觉得头晕、昏沉，记忆力不好，尤其是当她蹲下去一会儿再站起来的时候，眼前就会发黑，去了神经内科做了相关检查，考虑大脑供血不足。

第三，患者的鼻子容易过敏，吹冷风、受凉后鼻子就痒，打喷嚏，流清涕。她的嗓子也经常发炎，动不动就嗓子疼，咽部有异物感，曾去五官科做了相关检查，诊断为慢性过敏性鼻炎和慢性咽喉炎。

第四，患者经常不知饥饿，稍微吃多一点，胃脘区就胀痛，容易呃逆、反酸、烧心，饮食稍有不慎就会腹泻，有时大便带血，在消化内科做了胃肠镜等检查，诊断为慢性浅表性胃炎伴轻度胃糜烂、胃食管反流、十二指肠溃疡、慢性肠炎、痔疮。

第五，患者经常觉得胸闷、乳房胀痛，尤其是经前，在乳腺科做了相关检查，诊断为乳腺增生、乳腺纤维腺瘤。月经量少、色暗，经期推迟，小腹偏凉、时有隐痛，带下色白量多，妇科诊断为阴道炎、盆腔积液、多发卵巢囊肿。

第六，患者小便频急、色黄，在泌尿外科行相关检查，诊断为慢性泌尿性炎症，伴有尿潜血阳性（原因待查）。

第七，患者时有小腿发胀，下肢青筋明显，曾在周围血管科诊断为下肢静脉曲张。

第八，患者还有膝盖疼痛，上下楼梯时疼痛加重，所以她基本上不敢爬楼，只能走平地。阴雨天的时候，膝盖疼痛也更明显，曾在骨科行相关检查，诊断为膝关节退行性改变、关节腔积液。

大家看看上面的描述，这个患者所患病种很多，病情复杂，常规医生看了都头疼，不知如何下手治疗。她基本上在医院转了一圈，各个科室都看了，但是所有的病都没治好。我粗略统计了一下，总共去了8个科室，做了38项检查，诊断有20多种疾病，开了将近30种药物，总共花费了几万块钱，但是，很遗憾，这些病不仅没治好，反而治出了一些新的病。最后这个患者也是没有办法，只能选择来找我们看中医。

这个案例非常有意思，它是临床上复杂疾病的一个缩影。面对这样一个复杂的病例，我们该怎样去认识并治疗呢？

我们在医院经常会看到这样一个现象，有些患者不舒服，比如头痛，去神经内科看一下，同时又伴有嗓子痛，医生推荐去五官科看一下，患者又觉得胸闷、心悸，医生又建议去心内科看一下，患者消化功能还不好，又去消化科看一下……这样在医院转了一圈，检查不少，每个医生都开点药，每个医生都只从他专科的角度去孤立地看问题。结果发现治疗起来很复杂，病好像越整越多。这时候我们就要重新去思考患者到底得的是什么疾病？我们是不是没有把握这个疾病的本质？我们就要回归到古中医上，古中医是怎么去看待这个疾病的呢？

二、智者察同，愚者察异，通过现象看本质

《灵枢·九针十二原》云："知其要者，一言而终；不知其要，流散无穷。"《素问·阴阳应象大论》云："智者察同，愚者察异；愚者不足，智者有余。"知其要，不为表象所迷惑，这是关键。从西医角度来看，这位患者浑身是病，非常复杂，如果吃西药的话，很难治愈。但如果我们转化思维，从古中医角度去思考，从精气、气化、气机的层面去分析的话，其实她这些病都好解释，无非就气的开阖失调。她后背的督脉不升，前面的任脉不降，中焦又郁堵厉害，该升不升，该降不降，整个气机逆乱明显，所以造成她诸多病象的根源在于整体气机能量的失调。

患者通过现代医学诊断有颈椎病、腰椎病、过敏性鼻炎、慢性咽喉炎、浅表性胃炎、乳腺结节、乳腺纤维瘤、下肢静脉曲张、脑供血不足等，这些到底算不算病呢？如果算的话，针对每种病去开药，很可能就会流散无穷。有时我们也会看到这样的中医大夫，某种病就会用某个经验方，多种病就多个方子凑在一起，最终一个处方就开出了四五十味中药。很显然，这不是古中医的思维，古中医它是一种大道至简的状态，治疗直指核心。所以我们需要重新去审视疾病、定义疾病。

凡是我们通过肉眼或者借助仪器如 CT、核磁、B 超等看到的，它其实都只是一个病象，与表现出的症状在同一个层面，不是疾病的本质。疾病的本质只有一个，那就是整体失调！

回溯历史，《黄帝内经》时期对病种的认识还很少，大概两百多种。到了 16 世纪发展到一千多种，到现在有一万多种。如果按照这个

发展趋势，按照现代医学对疾病的定义，在将来，病种只会越来越多，以至流散无穷！那我们如何回归到大道至简呢？就是"知其要"。

三、古中医对疾病的定义

疾病是整体失调在局部的呈现。疾病包含了两部分：一是整体失调，一是局部的呈现。整体失调是疾病的本，而局部呈现是疾病的标。现代医学关注的重点是局部的呈现，这个局部的呈现也包括我们检查化验所得的结果。比如一位咳嗽的患者去拍了个胸片，发现肺里面有高密度阴影，考虑肺炎。其实这个肺部的阴影，它也只是个象，属于局部的呈现。那么造成这种咳嗽及肺部高密度阴影的根本是什么呢？就是背后的整体失调，比如胸部气机不畅，痰热蕴肺或寒湿阻肺等，这个就是背后的本，也是我们古中医关注的重点，就是去把握造成局部之象背后的整体失调。

再举个简单的例子，现代女性容易长妇科包块，如子宫肌瘤、卵巢囊肿等，从现代医学来看，这些妇科包块常常与月经失调有关系。一般的处理方式是，当这个包块比较大的时候，再进行局部手术切除。但是手术后发现过了几年包块又长起来了，月经的问题也并没有解决，那说明什么呢？说明并没有真正治本，只是把一个暂时看得见的表象给解决了。妇科包块与月经失调其实在某种层次上是一样的，都只是结果的一个呈现，并不是本质，那本质是什么呢？本质是子宫的环境，而子宫的环境又与人的整体状态密不可分。许多上热下寒的女性，因为长期下焦虚寒，血脉凝滞，造成月经失调，日久阴凝成形，无中生有，包块就这么形成了。所以古中医的疾病观是站在整体的角度看问题的，认为局部的问题由整体失调造成。而整体失调的根本在于气机能量的失调，因为人体内在各部分的沟通及与外环境的沟通都依靠这股气的运行。中医最核心的思维只有一个，那就是整体观，中医看待所有疾病的本质都是整体失调，这一点至关重要。

我们不能孤立地去看待病象，常言道："医者不能头痛医头，脚痛医脚。"比如临床上，有些人表现为头昏沉，而头昏沉不是头部的问题，只是表现在头部，它背后的根源是人体的清气升发不足，"清阳出上窍"这一过程出了问题；又比如有的人经常怕冷、四肢乏力，坐久了，站久了，就会手脚发麻，这个也只是疾病表现在手脚的症状，它背后的根本是人体的清气布散不足，"清阳发腠理"和"清阳实四肢"这一过程出了问题。

四、回归古中医思维

我们要回归古中医思维，治病求本，本于整体失调。整体失调是高度概括，它包含阴阳失调、气血不和、三焦不畅、脏腑功能紊乱等，在这个里面最核心最本质的就是气化不利、气机开阖失常。抓住了这一点，我们就能知其要，就能避免流散于无穷。回到最开始的特殊案例，那个患者有纷繁复杂的病象，但其核心本质就是一个典型的后背督脉不升、前面任脉不降以及中焦气机郁阻，该升不升，该降不降，痞塞于中的格局。气机开不出去又阖不回来，中间还卡着，就会呈现出诸多病象，所以这个案例只是很多患者的一个放大版，在她身上表现得更完整罢了。但其实仔细去观察，临床中很多人都存在这种开阖失常的状态，只是程度不同而已。

不识庐山真面目，只缘身在此山中。跳出疾病看疾病，才能真正把握疾病。

疾病的本质只有一个，那就是整体失调；疾病的表现可以多种多样，有的是症状，有的是体征，还有一些是检查化验的异常。物有本末，事有终始，我们不能把现象当成本质，我们要善于透过现象把握本质。本质是看不到的，需要用心体悟，通过综合分析判断得出，中医诊断学把辨疾病当下本质的这个过程称为"辨证"。

在古中医的认识观里，我们治疗疾病之时，不仅仅要处理这个局部的症状，还要把视野扩大，找到这个点跟整体的关系。比如有的人经常午后犯困，眼皮打架，那么这么一个感觉，这么一个病象，它跟整体的关系是什么呢？就是它背后的原因是整个能量不足，脾的升清之力不足，因为脾主眼睑，脾主升清。人体气机的上升，需要借助中间肝脾的作用，肝脾主升，肝随脾升。如果其人本身肝脾的升清力量不足，加之午后人体阳气开始内收，头部的清阳之气就会更加匮乏，从而表现出午后犯困之象。这就是古中医的认识，通过这一点，察象辨气，去找到它跟整体的这种关系。在控制表象的同时，更多地把重点放在治本上，改善这个人的整体体质，调整其背后肝脾不升的状态。通过用药改变这种清阳之气升发不足、肝脾不调的状态，既能治好午后犯困的感觉，又能调理与肝脾失调相关的诸多病象，比如说头昏沉、视物昏花、脑供血不足、脏器下垂以及可能出现的老年痴呆等。

在中医临床中，我们经常会遇到这样的场景，患者说："大夫，我是来找您治疗颈椎病的，结果吃了您开的药，不仅颈椎好了，我原来的头晕、左手麻问题也解决了，太感谢您了！"

从古中医的脉法角度来看，颈椎病、头昏沉、手麻，其后的本质是一样的，因为颈椎、头部和左上肢其实都是对应在左寸上，只要想办法把左寸脉这个气提起来，那么左寸辐射区域的问题就会得到改善。所以我们要反复去琢磨"智者察同眼不迷，背后推手为目的"这句话的深刻内涵。不要迷失在万象中，肉眼所看到的，借助仪器所检查出来的，都只是象，不可被这些表象、标象所迷惑，而应该破相明理，去把握背后人体气机开阖这个无形的推手。

脉法是中医的特色和代表，通过诊脉最能快速把握一个人的气机开阖状态，抓住这个人整体失调的核心所在。所以脉诊是步入古中医之门的重要方法，我们应当重视，脉诊就是中医的绝学！

中医治标更调本，中医重点关注生病的人，而不仅仅是人所患之病。那么我们怎么去认识和对待身体失调时所表现出的症状呢？当我们能感觉到身体不舒服的时候，说明身体还不是很糟糕，因为身体还有反应的能力，还能够正常接收这个信号，这一点对于身体的恢复是非常重要的。最怕一个人整体失调已经很严重，结果却自我感觉良好，医院一体检发现大病，这就是典型的觉知力太弱，心神与身体的链接不足，这种情况反而不好治。所以，当身体不舒服时，有一些症状表现出来，这是正常的。

但如果这个症状反应很强烈的时候，可能需要我们去适当地调整一下。当病性偏实的时候，正邪相争比较厉害，病势剧烈，症状就会明显，比如有的人突然高烧或狂躁，这时我们需要急则治其标，先去重点缓和一下这个症状。如果长期生病的人，症状表现很轻微，可能是身体太虚，反应不起来。如果生病后，长期表现出非常缓和但持续很久的症状，这时我们更需要做的是扶正，把正气提起来。正气来复后，可能在短时间内表现出一种正邪相争的情况，之前的症状可能会加重，比如从轻微咳嗽转为较剧烈咳嗽，手上局部的湿疹至全身渐发湿疹，好像短时间内病情在加重，其实这是一种正气来复后，托邪外出的反应。这个过程一般不会持续很久，调整完后，身体状态就会上升一个台阶。所以我们要学会站在四维的高度，将时间线拉长，看到更完整的疾病全过程。我们医者需要有远见，提前和患者做好沟通工作。

我们现在是怎么处理疾病症状的呢？很多时候是对症治疗，把它压下去。比如咳嗽咳得很厉害，赶紧吃止咳药把它压下去，让它不咳了；发烧时赶紧输液，通过输液把发烧的这种感觉给压下去。有的人感冒发烧，结果一输液就不烧了，但遗留下了久咳不愈的问题。那这个就不叫治好，只是把症状压下去了，压下去的时候反而把阳气损伤了，导致病症缠绵难愈。所以我们要非常理性地看待身体不舒服时表现出的症状，有症状是正常的，只要有症状就说明身体还在调整中，尚未恢复。症状表现较剧烈的，一般为实证，我们需要适当去平衡一下；症状表现较轻微，但是病程较久的，一般多为虚证，这种人你去摸他的脉，一般沉取是无力而不耐重按的。判断虚实最简单的方法就是号脉，察脉之搏动力度，有力为实，无力为虚。有力无力以沉取为准，不以浮中取而定。因为沉取为根，沉取为本，沉取有力才是真有力，沉取无力则为虚，这是一般规律。

我们对疾病表现出的病象症状，要有一个相对清晰的认识。

比如有些人总是鼻子痒、打喷嚏、流清涕，这种鼻部过敏的现象，它只是一个人整体失调中冰山一角的呈现，我们要透过这个过敏性鼻炎，看到背后一个更大的整体失调。这种过敏性鼻炎的人经常会觉得头昏沉、记忆力不好，面色偏暗浊，会伴随有清阳不升或清阳上升受阻的许多其他表现。只是他当下最痛苦、最难受、最想解决的是鼻部过敏的问题，但是我们要意识到它只是冰山一角，这个冰山下面还有很多其他的问题。古中医的核心就是始终抓住疾病背后的无形推手，把握整体状态，重视生病的人。

我们很多时候去看病，是因为某些症状表现令身体特别难受。但作为医者，我们一定要知道这只是局部的象，我们要善于透过这些病象去看到背后的整体失调，不被局部之象所迷惑。现在很多人进入一个误区，就是喜欢盯着局部的症状，使劲去处理，天天纠结我这个头痛怎么还没好，天天想着这个症状。其实我们更需要关注的是整体状态，比如睡眠有没有改善？胃口有没有好一些？大小便如何？心情怎么样？体力怎么样？这些才是一个人整体状态的呈现。当我们身心逐渐健康的时候，吃喝拉撒睡等各个方面都是同步地好转起来的。所以我们的眼界要开阔，格局要高远，要看到一个生命的整体状态，不要被局部之象所迷惑。

此外，对于疾病，我们要学会破象，不可被病症之象固化思维。无论得了什么病，表现为何种症状，它都只是暂时的、会变化的。生命恒动，我们的生命都是变化无常的，何况是疾病。不是说得了高血压就一辈子扣上这个帽子了，得了冠心病就一辈子都是冠心病了，我们一定不要被这个帽子扣死，不要被这个标签贴死。

所有的疾病都由一定的因缘和合而成，只要想办法把因缘去掉，就能除掉疾病，复归于常。

《灵枢·九针十二原》有言："病虽久，犹可毕也，言不可治者，未得其术也。"很多时候我们觉得这个病治不好，需要终身服药，但其实我们更需要做的是提升对疾病的认知，对生命进行深入探索。当我们换个高度、角度来看的时候，可能就会发现，有些很复杂的病，也许用非常简单的方法就能治愈。所以千万不要被这个病象所迷惑，不要被这个病名标签固化住我们的思维。

我们的神支配着一切，时刻影响到气机的开阖，一定要有战胜疾病的信心，一定要有疾病能够痊愈的信念。

当今社会，精神情志类疾病越来越多，如焦虑症、抑郁症、精神分裂症等，其实它们只是人当下的一种特殊状态。我们不要把自己的思想、自己的心神束缚住，如果自己都觉得这个病顽固难愈，治不好了，那么整个生命能量流动就会被卡住，就很难扭转起来了，因为我们的意识决定着一切。尤其是现代医学中的一些大病，如肿瘤、癌症，其实带瘤生存是可以活很久的，但因为被这个病名吓住了，其君主心神已经崩溃，心神乱了，那么全身的气血就完全失控了，无法再维持相对正常的运转，这时疾病很快就会恶化。有形病症背后是无形之气在推动，所以调气很重要，无形之气的背后是心意识在操控，所以调神才是首位。上工者，调神也；中工者，调气也；下工者，调形也！

五、医学的误区与出路

现代医学有三大误区值得我们去思考，第一大误区：重视症状，舍本逐末，无休止治疗。其实通过检查化验所得的结果，与患者表现出来的症状在本质上是一样的，都是整体失调在局部的呈现。如果医生始终针对这个局部呈现去对症处理的话，那是治标不治本，无休止的治疗会造成医疗资源的巨大浪费。所以我们需要重塑疾病观，重新去认识整体生命失常所表现出的诸多病象。

第二大误区：重治轻防，养慵遗患，造成资源的大浪费。现代医学将重心放在治疗疾病上，而忽略了平时生活中的保养。夫病已成而后药之，乱已成而后治之，譬犹渴而穿井，斗而铸锥，不亦晚乎！

第三大误区：固化思维，终身服药，造成对疾病的恐慌。在现代医学眼里，很多病是需要终身服药的，如高血压、糖尿病、冠心病、焦虑症等，一旦被确诊，被扣上帽子，就无法再轻松地生活，使患者的心神被束缚，对疾病产生巨大的恐慌。

与之相对，古中医有三大特色值得我们去体悟。第一大特色：重视体质，抓住根本，治疗生病的人。中医不是一叶障目，而是基于整体思维，眼中装着整个森林，始终关注一个完整的生命状态，不被诸多繁杂的病象所迷惑。

第二大特色：重视养生，未病先防，节约医疗资源。这是古中医非常智慧的一种呈现，在疾病尚未形成明显器质性病变之前，通过调节气机的开阖、调整气血的状态，及早干预，避免造成更大的、更严重的问题。比如我们号脉时，发现对方两手都是甲字脉（寸大尺小），且双上溢明显（脉上出鱼际），这是典型的气机升发太过，气血并走于上的趋势。这种趋势如果任其发展下去，可能日后在某种刺激下，就会发生脑出血。所以我们中医大夫摸到这样的脉，就要及时提醒对方，嘱咐其戒嗔怒、勿熬夜、缓节奏，并配用针药调理以截断这种趋势，将疾病扼杀在萌芽中。更多的时候，我们通过日常养生，食饮有节、起居有常、不妄作劳，让形与神俱，这样可以少生病甚至不生病，节省医疗资源，减轻国家负担。

第三大特色：灵动思维，随机当下，艺术性的医疗。古中医以人为本，注重个体化差异，且因时因地制宜，顺其势，得其机，合其度，把握当下平衡，非常具有艺术性。

六、病从何来？

病从何来？《素问·举痛论》云："百病皆生于气。"临床上，多数疾病都与气机失调有关，尤其是背后有情绪主导的气机失调，如怒则气上、喜则气缓、思则气结、悲则气消、恐则气下、惊则气乱。

在这个高速发展的社会，内卷压力下，很多人静不下来，性子急躁。其脉象多是非常典型的甲字脉，尤其是右手甲字脉伴上溢，这代表气逆不降，属易怒状态，气血容易往上冲，造成偏头痛、眼睛胀、血压高等，严重者有脑出血倾向。有这种脉象的女性要特别注意，如果性子太刚，怒则气上，血随气涌，日久子宫就会缺气血滋养，出现诸多妇科问题。故《病因赋》有言："女人经水不调，皆为气逆。"所以女性要想身体好，性子就要柔和。

女子法地，地势坤，当以厚德而载物，心胸宽广，懂得包容，这样才会气从以顺，气血下达以濡养胞宫。喜则气缓，是指当一个人过喜时，会导致心气涣散不收，出现手软无力，甚至神志失常。我们内心升起的情绪，如果它是短时而轻微的，对人的健康影响不大；但若是太过，如大怒、大喜、大悲等，那就会对人体造成较严重的病理影响。如果负面情绪长时间存在，如长期生闷气，经常忧思，一直活在担心、恐惧中，就会导致身心的严重失调。人活在凡尘中，难免会受七情六欲的扰动，有点情绪是正常的，但一定要把握度，不能太过，不能太久，否则心身俱伤。

病从何来？《素问·经脉别论》云："生病起于过用。"当代人普遍存在一个问题，即过度消耗生命能量。比如久视伤血，长时间看手机、看电脑，导致眼睛过用，这种消耗是巨大的。肝主藏血而开窍于目，目受血而能视，且五脏六腑之精气皆上注于目，所以用眼首先消耗的是肝血，其次盗用人的五脏六腑之精气。

《素问·上古天真论》言："肾者，主水，受五脏六腑之精而藏之，故五脏盛，乃能泻。"五脏六腑之精有盈余，本是下藏于肾而化生肾精。但如果过度用眼，五脏六腑之精被迫上注于目而维持眼睛的消耗，这样相当于在透支肾精。肾精是人身之本，主持人的生长、发育和生殖功能，更与我们的修复力、抵抗力及耐力密切相关。一旦肾精透支，将严重影响整个生命的状态，所以要特别重视久视的问题，希望大家平时少看手机，学会闭目养神。愚者透支生命，智者保养精神；愚者在拼命，智者在改变。

当代人过用最多之处，莫过于大脑。大脑是一个巨大的用电器，眼睛看、耳朵听、鼻子闻、舌头尝，再加上用脑妄念多，人体大部分能量都供给头部消耗掉了。能让大脑宁静片刻，是多么重要！养生的最高境界是养心，养心的关键是心神清静。

治身以不药，治心以广大，人能常清静，天地悉皆归！养身以动，养心以静，身动心静方自然。但是现代很多人都活反了，大脑妄念太多，而身体运动太少，心不静且身不动，故而身心平衡严重失调。

其实疾病归根到一点，是怎么来的呢？是自己制造出来的！食饮不节，起居无常，不知持满，不知御神，务快其心，逆于生乐。比如现在很多代谢性疾病，腹型肥胖、"三高"等，都与食饮不节密切相关，时而大饥，时而大饱，过食生冷、油腻及厚味，给脾胃造成巨大负担，脾胃一伤，百病丛生！至于起居无常，则更是一种普遍现象，当代人熬夜已是常态，这是以妄为常，白天打瞌睡，晚上特精神，整个阴阳颠倒的状态，不与天地节奏同步，如何得其滋养？如此阴阳反作，逆其根，伐其本，坏其真矣！不知持满，就是不知道守住自己的能量，一直在耗用；而不知御神，则是无法驾驭自己的心神，心随境转，神气飘浮于外。务快其心者，即贪图一时的快乐，在短暂的享受中一次次透支生命能量。

七、生病是为了唤醒我们

当我们生病的时候，不要埋怨别人，因为这个病是我们自己制造出来的，长期以来的饮食、作息、运动、情绪等的综合失调，最终导致顽固病症的形成。生病之时，首要做的，不是外求医生，而是内求于己。生病是身体给我们的一种善意提醒，告诉我们在生活和生命的层次，有一些需要去调整的地方，如长期的不良习惯、失偏的生活观念、累积的负面情绪等，是它的出现引导我们去反思、去向内求。

每一次生病都是一次提升内在的机会，智者通过一场大病而幡然醒悟，甚至大彻大悟，从而避免了在失偏的人生正道上越走越远。当疾病不能唤醒一个人，那么身体就用失去来唤醒他，当失去不能唤醒他，身体就用更大的失去来唤醒他，包括生命。身体用生命的方式，在无限的时空里，以病痛的形式，无止境地来唤醒一个人。所以疾病的出现，其实是告诉我们回头是岸，如果能够领悟到这个层次，那我们生病的时候，就不会再去抱怨，我怎么得了这个病？我怎么还不好？取而代之的，是发自内心的感恩，感恩疾病给予的善意提醒，感恩疾病给了我们一次内求反思、提升内在和觉醒生命的机会。

在临床上，我经常碰到一些年轻的患者，大学毕业工作几年后，肚子就大了，身体变形了，精力体力也明显下降，怎么形成的呢？其实就是工作的这几年，熬夜加班、饮食不节、缺乏运动，原本很规律的生活方式被打乱，再加上工作压力没及时排解，最终呈现出明显的身心失调。所以我们当医生的，除了给患者开药治疗以外，更重要的是医嘱层面，要引导他向内求，去重新恢复一种健康的生活方式。医者最大的使命，就是借由疾病去唤醒一个灵魂。

　　总之，在古中医的疾病观里，没有孤立的病症，只有整体的失调。中医最核心的思维只有一个，就是整体观，疾病的本质也只有一个，那就是"整体的失调"，疾病是我们生活总体质量的呈现。要治疗身心的疾病，最大的调节阀门还是在生活中，立足内心，好好生活。一位优秀的医者，不仅仅是医者，更是诸多病友思想上的导师和生活中的导游。古中医之格局，是生活理念、生活方式及医疗行为的全面结合。

第八讲

古中医的诊疗观

古中医的诊疗与我们现代医学是截然不同的。中医不是孤立地看待疾病，而是认为所有疾病的背后，都有一个整体的失调，疾病只是整体失调在局部的一种呈现。整体失调的核心是气机的运转异常，所以古中医的治疗重点在调神、调气。

古中医的诊疗观，可以总结成一句话：察象以辨气，调气以改象。中医诊断的核心是辨证，辨证的方法有多种，如八纲辨证、气血津液辨证、脏腑辨证、六经辨证、卫气营血辨证等，但是在诸多辨证方法中，最核心的是去判断这个人的气机能量格局，因为这个才是造成背后整体失调的根本。中医的治法千千万万，总不离热者寒之、寒者热之、虚者补之、实者泻之。但是我们深入思考就会发现，形成寒热虚实背后的根源，莫过于气机的不调。

例如临床中最常见的一种体质状态是上热下寒，上面经常上火，如咽喉疼痛、口腔溃疡、面部痤疮、牙龈红肿等，而下面总是虚寒，如腰腹冷痛、喜温喜按、下肢冰凉、容易腹泻等。那么这种上热下寒、上实下虚的格局，其实背后是体内气的周流失常，气升太过而降不及。气浮于上，上气有余便是火，故见上热诸症；气不下达，下气不足便是寒，故见下寒诸症。

我们在辨寒热虚实的时候，要见病知源，看到病象背后的无形之气是推手。与其针对寒热虚实下手，不如直接调理气的升降，升太过则敛降之，升不及则提举之，气郁结则达之，让它升已而降、降已而升，恢复气机的正常运转，这才是上乘的治法，正如《素问·至真要大论》所言："谨察阴阳所在而调之，以平为期。"中医的诸多治疗方法，或用药、或扎针、或手法，其实都是通过调气来起作用的，所以诊断从辨气机入手，执简驭繁；治疗从调气机入手，大道至简。气是抓手，是中医的命根子，我们整个古中医都是围绕气来展开的，是以气为规律的学科，乃气道之医学！

一、中医诊察之目的：察象辨气

我们展开具体谈一下，在诊断的过程中，怎么样做到察象辨气呢？

中医诊断有望闻问切四法，首先是望诊。望诊最重要的是望神，望神的关键在于两目。五脏六腑之精气皆上注于目，眼睛是神气出入之门户。所以一个人的眼神，其眼睛的亮度、眼球的灵活度，能够反映出一个人体内五脏六腑精气的虚实。比如小朋友的眼睛灵动而有光泽，非常有神，这是内在精气充足的表现；而老年人，尤其是卧病在床的老人，眼睛看上去是暗淡而呆滞的，这是少神或接近无神的状态，代表内在精气明显不足。我们看到的是眼神的亮度和眼球的灵活度，这是外在之象，但是通过这个象，我们可以推测其内在能量的虚实、精气的盛衰，进而也可以判断病情的轻重和疾病的预后。这就是察象辨气，非常地直观。

望神之后，便是望色。《灵枢·邪气脏腑病形》云："十二经脉，三百六十五络，其血气皆上于面而走空窍。"故面部是望色的主体。面色主要包括光泽和颜色两部分，且泽比色更重要，更为灵动，变化更快。《四诊抉微》言："气由脏发，色随气华。"内在脏腑精气荣华于外，则表现为色泽。故观外在色泽，可揣测内在脏腑功能强弱及其精气盛衰。古人见面打招呼，其实就是一个望面色的过程，比如许多年未见的朋友相会，开头第一句话可能是："好久不见，看你气色不错，是不是有什么喜事？"或者"你最近遇到什么问题了吗？怎么脸色看上去这么差？"一般来说，面色明亮光泽，提示内在精气充足且运行良好；面色晦暗少泽，提示内在精气亏虚且运行不畅。一个人精神良好的时候就会容光焕发。其实中医的望色非常容易掌握，比如你去菜市场逛一逛，看到新鲜蔬菜上的润泽之象，就知道它品质好。同理，观人气色也是如此。

一切有生命的个体，它都有神光。神光的多少，与内在能量成正比。

不同人种及个体差异可能基本肤色不一，如白人肤色整体略偏白，黑人肤色整体略偏黑，其健康与否，关键是看脸上的光泽。经常运动的人，脸色会亮一些，因为动则生阳，运动可以增强人体的气化，阳蒸阴动布散于表，若雾露之溉，看上去就有润泽之象。而长期久坐少动的人，脸色一般会暗一些，因为气血流通不好，内在气化蒸腾作用弱，清阳不能很好地发腠理、出上窍，故而皮肤得不到足够的滋养而呈现暗淡之象。

看光泽，察脸色。有的人脸色偏黄，有的人脸色偏白，有的人脸色偏黑……不同的色与对应脏腑的功能及其精气盛衰有关。生理上，五色应五脏，青赤黄白黑，分别对应肝心脾肺肾。当脏腑功能运转良好时，五脏对应之色是含而不露的，根藏于内，象现于外，整体呈现一种明润含蓄之象。我们形容一个人气色好，叫白里透红，不是纯白，也不是纯红，而是红白相间，含而不露，隐隐呈现的一种综合感觉。病理上，当五脏功能运转失调时，对应之色就会暴露出来。中医有"五色主病"一说，如脸色发青，多提示肝郁有寒；脸色发红，多提示心火滞有内热；脸色发黄，多提示脾虚有湿；脸色发白，多提示肺虚气弱；脸色发黑且晦暗，最为严重，提示肾虚精亏，或兼有水饮内停、瘀血内阻等。

神色之后，便是观形。正常形体胖瘦适中，太胖太瘦皆为失调。一般胖的人，多为阴有余而阳不足，这个阴指的是有形的肉体，因痰湿重而显松软有余。这个阳指的是体内无形的精气，因气化弱而显亏虚不足。故中医认为胖人多气虚有痰湿。胖的人有个特点，喜欢睡觉，且稍微一运动就容易气喘吁吁，为什么呢？因为嗜睡是阴盛阳弱而阳气不振，动则易喘是气弱而带不动形。总之，肥胖之人，其形有余而气相对不足，形气不匹配。一般瘦的人，多为阴不足而阳有余，看得见的阴形不足，看不见的阳气相对有余，故中医认为瘦人一般阴虚有内热。瘦的人也有个特点，普遍眠少而易醒，且精力相对旺盛，为什么呢？因为眠少易醒者阴不足也，精力旺盛者阳相对有余也。总之，其形不足而气相对有余，亦是形气不匹配。唯有胖瘦适中，形气相符，才是健康平衡的状态。

最后是看体态，这个态是一种动态的呈现，比如看小朋友走路，大都是直挺挺的，很少哈腰驼背，因为小朋友处在人生的春天，像小树苗一样，生机特别旺盛，气化能力强，体内之气能很好地支撑起身体。但是随着人慢慢衰老，背就开始弯了，体内的升发之气不足以撑起形体，皮肤也有了皱褶，缺乏弹性。一个人的生命由盛到衰，其行立的姿势由直立到弯曲，这是内在精气不断减少之象。如果你看到一个成年人总是含胸驼背，说明他上焦的能量肯定不足，其生命力未能得到很好的绽放，其内心世界也没有全然打开，尤其是这样的男性，一般活得较压抑。人的姿态各有不同，《望诊遵经》将其归纳为"望诊八法"。其曰："体态异焉，总而言之，其要有八：曰动、曰静、曰强、曰弱、曰俯、曰仰、曰屈、曰伸，八法交参，则虽行住坐卧之际，作止语默之间，不外乎此。"其一般诊断规律：动者、强者、仰者、伸者，多属阳证、热证、实证；静者、弱者、俯者、屈者，多属阴证、寒证、虚证。

总之，中医的整体望诊，虽有神色形态之别，但均不离"察象辨气"这一共性方法。至于局部望诊，虽内容繁杂，然本质还是察象辨气。我们在学中医诊断的时候，不要学死了，要学会把知识点串联起来。就好比一串珠，每一颗珠子都是好的，其代表不同的诊法或不同的诊察内容，但是你要学会知其要，把串珠之绳找到，这个串珠之绳在中医里面就是气。谨守一气，得一守一。

舌诊，属中医的特色望诊，通过看一个人的舌象，判断其体内正气强弱、邪气性质及正邪相争状态。望舌有次第，首先是看舌体的颜色，这是第一步。一个人的舌体之色，基本上就反映出其内在脏腑气血之盛衰。正常的舌体颜色是淡红，提示体内气血相对比较充足且流通良好；如果舌体颜色发淡、发白，那就主虚，提示内在气血不足；如果舌体颜色明显偏红，那就主热，提示体内有热邪，且色越红热越重，甚则舌上起红色点刺，称为芒刺舌；如果舌头伸出来，看上去泛青色，多提示寒和瘀。舌色看完，便是看舌形。舌整体的胖瘦与形体胖瘦原理类似，不再赘述。临床中，常有局部舌形的改变，如点刺、裂纹、齿痕、舌面凹凸不平等，这些象也反映了体内气的状态。

例如齿痕舌，多与肝郁有关，且齿痕多少与肝郁程度呈正相关；齿痕兼胖大舌，多与脾虚湿重有关；舌面凹陷之处，多提示对应区精气不足，如舌中凹陷提示中土亏虚；舌面凸起之处，多提示对应区郁阻不畅，如舌前两侧鼓起，多为胸闷气滞。至于舌上之苔，主要是察其色、观其质。一般白苔主寒，黄苔主热，灰黑苔主寒热两极。我们看到的是舌苔这个象，但分析出的是人背后整体的寒热状态。例如现在很多人的舌苔，其舌根部都是白而厚腻的状态，提示下焦寒湿重，肠道容易出问题，女性要注意妇科，男性要注意前列腺。苔质层面，主要包括厚薄、腻腐、润燥、剥脱等。舌苔的厚薄一般与邪气的多少有关，苔薄为邪气轻浅，苔厚为邪气深重。舌苔的润燥则反映体内的津液盈亏及其输布情况，苔润滑为阳气化不足、水湿内停之象，苔干燥为津液受损亏虚之象。腻腐苔多提示体内有痰浊、湿浊、食积等浊邪；舌苔剥落，则与对应区正气不足无法蒸化上承有关。

舌象的观察与分析需要综合思考。例如临床上，常见舌尖红有点刺这种象，这代表气浮于上，上焦心肺有热，一般多见于用脑过度、性子急躁者。我们看问题一定要有阴阳思维，看到上要想到下，这时再看一下舌根部，你会发现大部分舌尖红的人，其舌根部是白腻的，下焦是寒象，整体是一种上热下寒的格局。其实，见其上热，可知下寒，为什么呢？因为人体的气血能量没有多余，只有分布不均的情况，上面多了，下面自然就少了，上焦热则下焦寒，上越热则下越寒。

总之，观察舌象，亦是察象辨气。比如有人伸舌的时候，舌头耷拉着往下垂，好像没劲一样，那么这种人体内的气是什么状态呢？一般提示肝脾肾失调，因为肾为气化之源，肝脾主升。有一类人则刚好相反，伸舌之时，其舌尖总是本能地往上翘，且舌体狭长而尖红，这属于典型的气机升发太过。一个升发不及，一个升发太过，通过观察伸舌的姿态，舌尖是上翘还是下垂，就能非常直观地了解体内气的运转状态。

中医的闻诊，主要是闻其声。气动则有声，声异脏器疾。比如一个人说话声音小，断断续续的，不太想说话，中医称为"语声低微，少气懒言"，这提示体内气不足，为气虚之象。言多耗气，讲话多，气就消耗得快，所以多言不如守中。

一个人的声音与其气机状态密切相关。有时候去菜市场，就能听到有的人嗓门特别大，声音高亢且语速较快，这是一种相对偏实偏热的状态，与这样的人说话要适当注意，因为他的气浮于上，火气较大，性情较急，容易发生冲突。还有的人说话总是喜欢清嗓子，声音不顺畅，这是一种气郁之象，有时我们想表达一件事或一些内心的想法，但碍于情面而不好意思或不敢表达，就会突然发现嗓子这个地方不那么舒服了，如果经常是这种表达不畅的状态，日久就会形成一种特殊的病，中医称为"梅核气"，表现为咽部异物感，吐之不出，吞之不下，这是典型的痰气郁结。

通过听声音，可以帮我们判断人体内气的盛衰及其运行状态。正虚者，声音较低弱；邪实者，声音较高亢；气浮于上者，声音较尖锐；气陷于下者，声音较深沉；气阻于中者，声音较郁结；气清透者，声音清脆；气混浊者，声音重浊；咳嗽者，肺气上逆也；呕哕者，胃气不和也；肠鸣辘辘者，肠道有寒也；善叹息者，胸中气郁也……总不离闻声辨气！

在临床上，很多医者倾向于以问诊为主来收集病情资料，其实问诊的本质也是察象辨气。比如问寒热一症，怕冷的人喜欢穿得多一点，多为气化不足或气化不利，肌表失于阳气的温煦；怕热的人喜欢喝冷饮，心里又烦躁，这是内有郁热。一问寒热二问汗，在问诊次序中，首问寒热，次问出汗。很多人常表现为头颈汗多，稍微吃点热的就满头大汗，这是一种局部汗出的病理状态，属气机开阖失调，开太过而阖不及，阳浮于上，迫津外泄。阳气为什么阖不回来呢？因为阖的通道不畅，多数胃肠有积滞或腹部三焦不通的人就是这种状态，这种人一般肚子很大。

问诊当中，患者反馈的症状属于病象，病象的背后，是气这个无形的推手在操控。比如很多人经常上火，表现为反复的口腔溃疡或咽喉疼痛，这一般属于虚火，气虚于下而火浮于上，或伴有中焦郁阻。这样的人，其脉象很有特点，右手多为申甲，脉势伴上溢鱼际，尺脉则沉弱不足。又如有的人经常觉得头昏沉，容易发眩晕症，这是典型的气升发不足。

切诊属接触诊法，其客观性强。比如一个人感冒了，我们常常摸一下额头看烫不烫，如果额头发烫，就提示身体发烧了，为什么呢？因为在古中医的全息象思维中，当取头面部为整体，额头对应上焦，鼻子对应中焦，下巴对应下焦。额头很烫，说明上焦郁闭化热。

我们可以用手触摸对比一下额头、下巴、左颊、右颊和鼻子这五个区域的温度，看有没有温差。如果有温差，则代表背后的五脏之气运行失常。额头应上焦心气，下巴应下焦肾气，左颊应左路肝气，右颊应右路肺气，鼻头应中焦脾气。如果通过对比，发现鼻部区域温度是最低的，说明中焦偏寒；如果额头偏热，下巴偏凉，则提示上热下寒。在触诊当中，最客观的就是腹诊信息。例如怎么去判断一个人下焦虚不虚呢？其实很简单，你用手去触摸他的脐下区域，只要这个地方按上去比较松软，下焦肯定虚，如果不仅松软还寒凉，那就是下焦虚寒。怎么去判断中焦通不通呢？重点按一下心窝至肚脐这个区域，尤其是心下区（剑突至中脘），如果这个地方按下去有明显的抵抗性压痛，就提示中焦郁阻，有实邪内停，这就是通过切按去判断里气的状态。

切诊包括按诊和脉诊两部分，对于脉诊而言，更是察象辨气的典型。古中医脉法的核心，就是直观感受脉象背后气血的状态。

脉者，阳加于阴也，赖血以充盈，靠气以鼓荡。气血俱盛，脉阴阳俱盛；气血俱衰，脉阴阳俱衰。气独胜者，则脉强；血独盛者，则脉滑；气偏衰者，则脉微；血偏衰者，则脉涩；气血和者，则脉缓；气血平者，则脉平；气血乱者，则脉乱；气血脱者，则脉绝。气升发太过者，则脉上大下小；气升发不及者，则脉上小下大；气郁于中者，则脉中间大两头小。

总之，中医看到的、听到的、问到的、摸到的，都是象，有其象必有其气，我们要善于通过四诊之象，从不同角度去判断体内生命之气的本质状态。

二、中医治疗本质：调气改象

中医的诊断和治疗是一脉相承的，诊断的核心是察象辨气，那么治疗的关键就是调气改象。就中药治病而言，其原理是以药物之偏来纠人体之偏。药物之偏主要取决于药性，包括寒、热、温、凉四气和酸、苦、甘、辛、咸五味。其中温热的药是促进气机开散的，温则开，如干姜、细辛之类；寒凉的药是促进气机敛降的，凉则阖，如黄芩、石膏之类。在五味中，辛者散也，可促进气机发散，如麻黄、荆芥之类；苦者降也，可促进气机下降，如黄连、苦参之类；酸者收也，可促进气机收敛，如五味子、乌梅之类；咸者藏也、软坚也，可促进气机封藏，如牡蛎、盐杜仲之类；甘者缓也、补也，能直接补气且缓和气机的流通，如甘草、党参之类。药物除了本身的四气和五味以外，其形、色、质地也会影响它的能量走势，其一般规律是花开叶散，根升子降，梗主通达，质重沉降走下焦，质轻浮走上焦。

药物的四气，五味及其形、色、质地，构成了一个综合的药象。药物治疗疾病就是用药象去调人体的病象，在气这个中介层面上，以象改象。所以我们学中药的时候，要重点把握药物的升降浮沉走势及其特质，药性为体，功效为用，明其体方能达其用。

方子就相当于药阵组合，似团队作战一样，有一个整体的走势，能调整人体气机的失常。如小柴胡汤，疏肝和胃，调畅枢机，在补中基础上，促进气机的左升右降。现在很多人的脉象，双关郁滞，左寸不足，而右寸关偏亢，典型的中郁兼升降不利，这种状态就特别适合用小柴胡汤加减调理。又如大柴胡汤，疏肝、和胃、通肠，它也是促进气机左升右降的，尤其针对阳明系统，故用来治疗少阳阳明合病。

再如桂枝汤，仲景群方之祖，药仅五味，堪称经典。其中，桂枝辛温主开散，促进阳气布散；芍药酸凉，主收敛，促进阳气收回；生姜、大枣、甘草调和脾胃，以补中为主。这样，在姜、枣、草固中州、化气血的基础上，借助桂枝把阳气开出去，再伍芍药把气机阖回来，就相当于带着粮草巡行于人体营卫，这就是桂枝汤的基本方义。如果要偏于走表或扶阳，就适当增加桂枝的量或者再加点附子，即桂枝加桂汤和桂枝加附子汤；如果要偏于走里以补虚，就要适当增加芍药的量或者再加点饴糖，即桂枝加芍药汤和小建中汤。在深入理解原方基础上，通过调整主药剂量或适当加减药味，就能改变整个方子的升降开阖走势，所以方剂的配伍是非常灵巧的。方子要开好，需要对人体之气的状态有清晰的判断，同时对方子里每味药的特性都非常熟悉，这样才可能做到效如桴鼓！

我们通过一个临床案例来更好地认识一下方药是如何调气改象的。一位 36 岁的男性患者，主诉反复腹痛腹泻 10 余年，每日 3～4 次稀便，只要腹痛发作就想上厕所，在情绪紧张及食冷物后加重。同时伴有乏力，精神疲惫，舌质淡红，舌体胖大边有齿痕，苔白润。这是一个网诊的案例，没有摸脉，但我们基于察象辨气、调气改象的原则，也能进行中医诊疗。那怎么思考呢？《素问·阴阳应象大论》云："清气在下，则生飧泄。"所以长期腹泻的人，处于清气下陷不升的状态。大便的排泄需要一种疏泄的力量，这个疏泄功能取决于肝木，而肝随脾升，故脾虚腹泻之人，多伴木气郁陷。木以条达为性，脾土湿陷，抑遏肝木条达之气，生意不遂，郁怒而克脾土，故表现为腹痛腹泻。越泻越虚，越虚越郁，越郁越泻，最终形成恶性循环而迁延不愈。肝脾郁陷，清阳实四肢受阻、出上窍不利，故见神疲乏力。所以治疗的重点是疏肝健脾，升阳除湿。那我们如何调气改象呢？分享一个很简单的慢性腹泻方：羌活5g，防风3g，炮姜10g，茯苓6g，泡水代茶饮，用泡茶袋装着放在保温杯焖30分钟后当茶喝。对于慢性腹泻之人，用这个代茶方喝一段时间之后，大便就会慢慢成形。这个方子里，羌活、防风是风药，可以升清阳、疏肝气，炮姜温中健脾兼暖下焦，茯苓健脾除湿，符合疏肝健脾、升阳除湿的治疗大法。长期腹泻的病人一定要注意忌口，勿食生冷寒凉之物，少吃油腻厚味之品。

基于这个简单的案例，我们可以拓展思考，凡是腹泻、湿气重、清气不升的病症，都可以按照这个思路去治疗。在内伤杂病中，肝脾郁陷的人特别多，通过这个案例，我们可以学会一大类相似病症的治疗思路。

除了方药外，针灸治疗更是调气改象的代表。传统针灸以调气为核心，如针刺百会，能升提阳气；贴敷涌泉，可引气下行；针灸中脘、足三里，能通降阳明；针刺阴陵泉、丰隆，可化湿气；艾灸尾骶八髎，可提升下焦气化，改善整体生命质量……这些都是通过刺激对应穴位区来调整背后气机能量状态的。我们开发的特色针法阴阳九针，通过灵活取象，用针调气，效如桴鼓。取象大拇指为人体躯干，拇指背面应人体背部，拇指前面应人体胸腹部，其他四指则对应四肢。如飞龙在天针法，针刺大拇指背面正中，由掌指关节扎向指甲，这一针能疏通整个背部督脉，可治疗颈椎病、腰椎病、头昏沉、过敏性鼻炎等诸多病症，凡属阳气升发不足、督脉不通的问题，针刺这一针都有很好的效果。假如哪天颈椎病犯了，脖子特别难受，那么就在大拇指背面指甲盖下方区域，用短针稍微疏通一下，只要针过关节就可以，你会惊奇地发现，脖子立马就舒服了。为什么针刺这里就能马上改善颈椎的问题呢？因为在象思维指导下，同气相感，同气相应，在气的层面发生了共振。所以学中医如果不懂气，不会调气，是很难真正入门的，我们整个古中医思维都是建立在气学的基础上的。

三、调气法门众多，得气为本

除了方药和针灸，中医的其他治法也不离"调气改象"这一原则。如导引之法，导气令和，引体令柔，以气为载体，通过呼吸带动肢体来调整人体内在精气神的状态。有一个导引动作叫"顶天立地"，即两脚与两肩同宽，然后双手交叉上举头顶，脚立地而手顶天，整个身体处于拔伸状态，撑个三五分钟，就会感觉后背发热、额头出汗，这代表阳气通过背部已经升上去了。我们传统的很多健身功法，如太极、八段锦、易筋经、马王堆导引术等，都是在配合呼吸的基础上，通过形体的动作去导引体内的气。练功时不要只停留在表面的动作，而要去感受这个动作背后人体气机的变化，那才是真正的治病和养生。所以中医的最高境界是玩，在气的共振下，鼓掌可以治病，鞠躬可以治病，跑步可以治病，品茶可以治病，聊天可以治病，听音乐也可以治病。

鼓掌可以治病。《黄帝阴符经》言："宇宙在乎手，万化生乎身。"手是人体非常重要的一个全息缩影，掌面对应人体胸腹部，背面对应人体腰背部。当我们掌心相对，鼓掌之时，就能起到疏通胸腹气机的作用。现代很多人有肚子大、胃胀、打嗝、反酸、烧心、咽喉不适等症状，这些都与前面胸腹气机不畅有关，应该多鼓掌。还有些人经常颈腰背不舒服、头昏沉，这是后背阳气升不起来的表现，可以多拍打手背。中医是玩出来的，但会玩的前提是要明白背后的原理，要学会灵活的象思维，再借助象思维去快速地调整人体之气的状态。

鞠躬可以治病。当你真正把自己的傲慢之心放下，非常虔诚地鞠躬时，我们的气就能很好地阖回来。很多时候气浮于上、郁于中，都是我执太强，舍不得、放不下、不服人，顶着气下不来，故降伏内心

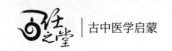

是人生的必修课。同时鞠躬这个动作，能拉伸后背脊柱，低头也能顺降气机，所以它又可以促进任督二脉的循环。每天早上，朝着东方鞠躬几百下，可使身心安泰。

跑步可以治病。慢慢地跑，动则生阳，少火生气，跑到全身发热、微微汗出，这是一种布散阳气、流通气血的好方法。慢跑的时候，心跳在加速，呼吸在加快，首先就能增强上焦心肺的气化功能。其次，跑的时候四肢在动，而脾主四肢，所以又可以增强中焦脾胃的气化功能。再者，随着呼吸加深加快，气能更好地沉于下丹田，故又可以增强下焦的气化功能。所以千万别小看慢跑，它能促进人体整个气化功能，若持之以恒，于健康多有裨益。

喝茶可以治病。当你放松而专注地品茶，闻着茶香，感受茶汤入口后在体内缓缓流通那一刻，你的身心是合一的，你的精神是内守的，整个人逐渐回归元神当家的状态。所以专注地品茶，是一种高级的调神之法。

聊天可以治病。一句话可以使人笑，一句话也可以让人哭，这就是语言的力量。在生活中，我们要特别留意自己的语言。地位越高，名气越大，语言产生的影响力就越强。说话，是一种能量的辐射，好的语言发出去，可以滋养周围的人，良言一句三冬暖；恶毒的语言说出去，就会伤及周围的人，恶语伤人六月寒。一个人说出去的话，通过能量震荡，还会重新回馈到自己身上，就如踢球一样，踢出去又会弹回来。所以我们要慎言，守好口业，存好心，说好话，欲要利己，先需利人。

听音乐也可以治病。音乐是情绪的艺术，假如这个世界没有音乐，就会少了很多的生命力。比如传统的国庆假日，红歌唱起来，特别激情澎湃，可以振奋人体阳气。反之，如果经常听一些忧伤的音乐，体内这股气就会变得消沉。所以，音乐的选择很重要，它直接影响到我们体内神气的状态。

总之，术有万千，心法第一。上工调神，中工调气。古中医是站在神气的角度去看待人体生命的。医者，意也；医者，易也；医者，一也！

第九讲

学好古中医的四大途径

中医，似易学而实难精。古往今来，方药成千上万，多如牛毛，医者却也时常遇到"无方可治"之病。我们不缺方，亦不缺药，而是缺乏善用方药的思维。《灵枢·九针十二原》云："知其要者，一言而终；不知其要，流散无穷。"如何真正步入古中医之门，领略沉淀千年的古中医智慧呢？

一、诵读经典，开启智慧

中医这棵参天大树，有根、有干、有枝叶。要把握这棵大树的生命状态，需从根处着手。中医之根，在于经典。经典里蕴含了古圣先贤原创的、最本真的中医智慧。医学典籍，汗牛充栋，而能称之为经典的，无外乎《黄帝内经》《难经》《神农本草经》《伤寒杂病论》等；此外，笔者认为《四圣心源》一书，也是必读的一本经典。除了中医经典，欲要更深层次地体悟古中医，则需要再诵读传统文化经典，如《易经》《道德经》《清静经》《心经》《金刚经》《六祖坛经》等。

读经典，无须一开始就尝试去理解，只需用心诵读，不断重复即可。用心读的状态，是需眼到、耳到、口到、心到。即在非常专注的状态下，眼睛看着文字，张开口大声而缓慢地读出来，同时，用自己的耳朵去听这个声音。这样，眼到，可调动肝气（肝开窍于目）；口到，可调动脾气（脾开窍于口）；发声，可调动肺气（气动则有声，肺为气之主）；耳到，可调动肾气（肾开窍于耳）；专注，则可调动心气。这种诵读的方法，本身即有助于协调我们的五脏气机，人就能越读越健康。不断地重复诵读，经典就会慢慢深入我们的潜意识。而一旦进入了潜意识，则会在无形中影响并净化我们的思维！

二、勤加实践，重视临床

中医里面，概念太多，内容庞杂，如果一直学理论，缺乏实践，几年下来，兴趣消磨，则觉愈发枯燥乏味。笔者提倡一边学理论一边实践，甚至可以先体验后学习。许多的中医爱好者学习中医兴趣浓厚，是因其有体验或经历了中医疗效带来的神奇；很多的中医学子，大学学了5年，却不能真正运用中医思维治病。原因何在？理论学太多，而实践太少罢了！

中医的生命力在于临床，临床是检验中医理论正确与否的唯一标准。中医流传至今，门派众多，加之鱼龙混杂，各执其理，甚则自相矛盾，真假难辨。如何应对？唯有实践才出真知！

如何实践呢？刚学完中医基础理论后，建议自学并开始实践经络腧穴、针灸、推拿等，先练手，去体验，去增强感性认识，而后再深入研习其理论。学中医诊断的时候，一定要边学边用，如学了望诊，走在路上，随时去观察周边行人之气色；学了脉诊，要有见人就想摸脉的冲动。学到方药之时，一定要去看看饮片，尝一尝，摸一摸，认认植株长什么样，在药房待一待，按照各个经典方子抓抓药，学完之后，去临床跟跟诊，抄抄方。要珍惜每一次接触临床的机会，珍惜每一次生病的机会，自己尝试着去望闻问切、辨证开方或施针推拿。实践宜早不宜晚，宜多不宜少！

三、增强"内在"训练，提升专注力和觉知力

中医是气道医学，气是中医的命根子。气是一种无形的能量态，与有形的解剖结构截然不同，这也是现代人学中医的最大难点。无形的层面，难以眼见为实，该如何把握呢？唯有提升我们的专注力，精神内守，以神去觉知神气之变化。尤其是诊断之望气色、切脉法，针灸之调神、得气。若一个医者没有气感，没有足够的专注力和觉知力，那么在医道层面则很难有大的突破。

增强"内在"训练的方法，如站桩、打坐、练太极、写书法、品茶等，

是一个长期熏习的过程。持之以恒，潜移默化，于神气的感受将会大大增强，更能体悟到无形层面的一些东西。

四、培养"观"的能力，提高悟性

常有人说，学中医者，要有悟性，方能学好。那到底何为悟性呢？"悟""性"，均有竖心旁，自然与心相关。《说文解字》云："悟者，觉也。"觉，即醒来，突然明白之意。哪个地方突然明白了？吾心也（忄＋吾）。我从内心真正理解了、明白了，这是"悟"的第一层意。同时，将心里明白的部分用"口"能表达出来，这是"悟"的第二层意，即能把自己明白的道理给别人说清楚。概言之，悟性，即内心的理解力和表达力，我的"心"能理解和表达到什么层次，这就是悟性的高低。

这种悟性的高低，这种能深入到内心的理解力和表达力，该如何训练和获得呢？此时，"观"就成了最核心的一种方法。

《易经》有言："古者包羲氏之王天下也，仰则观象于天，俯则观法于地，观鸟兽之文与地之宜，近取诸身，远取诸物，于是始作八卦，以通神明之德，以类万物之情。"通过观这种方法，伏羲氏发现了万事万物之间的规律和联系，并用八卦来演绎。道家经典《黄帝阴符经》有言："观天之道，执天之行，尽矣。"还是离不开这个"观"字。

那到底何为"观"？《说文解字》："观者，谛视也。"即仔细地看，这是"观"的浅层意。"观"，"又"＋"见"，即又看到了、再次看见，也有反复看的意思。一个现象反复出现，背后一定有规律，这时我们反复去看，不是停留在表面的象，而是揣摩背后的规律，这才是"观"的深层意。概言之，"观"分为心观和目观，仔细看、反复看，这是目观——肉眼所见的部分（象）；揣摩所见部分背后的规律，这是心观。目观的对象是有形部分，心观的对象是无形部分。通过"观"这种方式，内心真正明了有形与无形、现象与本质的关系，这就达到了悟的状态！

　　"观"还有内外之别。"内观"，是去感受内在人体小宇宙。如品尝一味中药，去体会其对身体产生了什么样的影响，此即"内观"，神农尝百草是也。"外观"，即观外在天地自然和生活之变化，以悟医理，如看到太阳东升西落，就想到人体气机左升右降的规律，看到秋天叶落，就想到脱发的治疗。

　　《四圣心源》云："善言天者，必有验于人，然则善言人者，必有验于天矣，天人一也，未识天道，焉知人理？"古人通过仰观于天，俯察于地，中通人事，把天地自然当作人体去认识，远取诸物，近取诸身，从而建立了整个中医理论体系。所以，要想寻回中医之根，步入古中医之门，要想学习最纯正的中医思维，真正找到中医的源头活水，就得回归"观"的方式，进入"悟"的状态。

　　比如，"地气上为云，天气下为雨"，阳光蒸腾地面之水，气化为云彩，云凝聚收敛，化为雨又降回到地面。这是最为平常的自然现象，每时每刻都在发生。我们在自然中，频繁"观"此象，可以"悟"出以下结论：这个象呈现的是自然界的水循环，水循环背后是天地阴阳二气的交媾，交媾的结果便形成了千姿百态的生命。人体是个小天地，同样遵循着这样一个气液循环的规律，地气上为云，类比到人体，就是阳化气的过程，阳气蒸腾气化水液，变为流动的津液（雾化状态）滋养人体，这是阴随阳升的状态。天气下为雨，类比到人体，就是阴成形的过程，无形的云彩凝聚化为有形之雨降下，这是阳随阴降的状态。阳化气，阴成形，阴随阳升，阳随阴降，阴阳互根互用……这些都是中医最核心之理。

　　总之，读经典，勤实践，可以让我们成为一个很专业的中医大夫；增强"内在"训练，培养"观"的能力，则会让我们更接近医道！